鹿鸣心理

跳出头脑，融入生活

GET OUT
OF
YOUR MIND
AND
INTO
YOUR LIFE

The New Acceptance and Commitment Therapy

心理健康新概念
ACT

[美] Steven C.Hayes 史蒂文·C.海斯

曾早垒

Spencer Smith 斯宾斯·史密斯 著

译

重庆大学
出版社

跳出大脑，融入人生

GET OUT
OF
YOUR MIND
AND
INTO
YOUR LIFE

ACT
心理接纳承诺

[美]
Steven C. Hayes Spencer Smith 著

献给我的母亲 Ruth D. H. Sundgren

我的第一位奉献爱与承诺的榜样

——史蒂文·C.海斯

献给我的妻子和儿子

让我们一起面对生活的历练，共同携手人生路

——斯宾斯·史密斯

致　谢

我要感谢许许多多对这本书作出贡献的人。我的妻子，Jacque Pistorello，在我写作该书期间一直给予我支持和灵感。我的孩子们，Camille、Charlie 和 Esther，理解我在写作该书的关键几周里因过于专注而忽略了他们。像 Jacque 一样，斯宾斯·史密斯的妻子也在我们赶稿期间给予我们支持。

这本书里的许多点子都得益于 ACT 清单里的成员。首先，需要感谢的是 David Chantry，作为章节的共同作者，他贡献了许多的点子，其中有些远远超过了该章节的内容（例如：应对策略日志的变化形式；铁路桥的练习；清空头脑的练习；宝贵的生活记录表）。我要感谢他允许我在书中使用这些点子。我的学生们（有好几位提供的材料已经被编入相关的章节）也是我点子的来源，自始至终地给予我支持。Change 公司的 Don Kuhl 第一个向我提出建议，写一本大家拿来就能直接用得上的书。这个目标虽然没有完全实现，但我还是要感谢他让我想到这样的项目。Kirk Strosahol 这些年来总是定期地敦促我写一本通俗读物，我非常愿意做这样的工作。New Harbinger，特别是 Matt McKay 和 Catharine Sutker，给了我足够的空间，让我以自己的方式来完成这本书。

ACT 和 RFT 是集体的工作，而非个人的成就，是许许多多人共同努力的成果：学生们、同事们、客户们共同努力的成果。我无法在此一一列举致谢，但肯定会铭记于心。你们都知道我说的是谁。谢谢你们。

——史蒂文·C.海斯

2005年5月

我首先想要感谢的是史蒂文·C.海斯，感谢他邀请我来帮助他完成这本书的商业版。与他共事非常愉快。我相信书中的内容已经以某些直接的方式对我的生活产生了影响，我对能有这样的机会心存感激。

我还要感谢他的家人，感谢他们在我到达里诺、我们写这本书期间对我的盛情款待。

我的妻子，Marie，在我工作期间一直都耐心地给予我帮助和支持。除了在空间上支持我的这个项目以外，还承担起了熬夜照看我们的新生儿子 Tristan 的重担，使得我有充足的睡眠时间来保证工作的进行。

感谢 New Harbinger 的人们，是你们使得我有可能参与这项工作。我还要特别感谢 Catharine Sutker，是你引荐我加入该项目，在这一点上还要感谢 Marthew McKay，我们的出版商，一直以来和你们共事都非常愉快。

最后，我要感谢我的读者。我希望我们努力呈现的内容会对你的生活产生一些积极的影响。

——斯宾斯·史密斯

2005年5月

前　言

人都会痛苦，且不仅仅是肉体上的痛——痛苦远远不止这些。人类要在各种各样的心理痛苦中挣扎：麻烦的情绪和想法，不愉快的记忆和往事，想要回避的欲望和情感。于是，他们思来想去，焦虑不已，生气怨愤，心怀期待而又担心惶惑。

可同时，人类又展现出无限的勇气、深度的怜悯以及卓越的能力，不断将哪怕是最艰难的个人历程向前推进。他们明知自己会受伤，却仍然深爱他人；明知自己有一天会离开这个世界，却依然憧憬未来；面对虚无，还要拥抱理想。人类就是这样，不时地会充分展现出其生命力、表现力和责任感。

这是一本关于如何走出痛苦、拥抱生活的书。这本书不会教你用一己之力来战胜内心的挣扎，然后再开始自己的人生，而是告诉你如何活在当下，并且全身心地去生活——接纳（而不是抛开）自己的过往，接纳自己的记忆，接纳自己的恐惧以及接纳自己的悲伤。

ACT 为何物，对你有何帮助

该书基于接纳承诺疗法的理念，即 ACT（"ACT" 应读为一个完整的单词，而不是单独的大写首字母）。这是一种新型的、有科学依据的心理治疗模式，是所说"第三次浪潮"的认知和行为治疗方法（Hayes，2004）中的一部分。ACT 以关系框架理论（RFT）为理论基础：这是一种研究人的思维如何工作的基本模式（Hayes，Barnes-Holmes & Roche，2001）。这项研究表明，我们今日用于解决问题的许多方法反而将我们引入了痛苦的陷阱。坦率地说，人类正在玩一场自我欺骗的游戏，在这场游戏里，人类自身的思维，本来应该是掌控环境的绝妙工具，现在却变成了人类的主人。

可能你已经注意到，令人感到矛盾的是，即便想到了如何解决问题的点子，那些你觉得最难解决的问题还是变得越来越难以改变和处理。这并不是幻觉。这是因为你的逻辑思维面临的是自身从未打算去做的事情。产生痛苦就是其结果之一。

这种说法看起来挺奇怪，特别是当你拿起本书想要帮助自己解决一些心理问题的时候就更是如此了。通常情况下，人们求助于自助类的书籍，都是想寻求一些办法来解决特定的问题：抑郁、焦虑、药物滥用、创伤、压力、倦怠、慢性疼痛、吸烟等，不一而足。对普通人来说，解决这些问题不仅是最终目的，而且也是可以通过具体的方式来实现的目标。

比如，战胜压力似乎就必须得先消除压力的感觉；要戒烟似乎就必须得先摆脱抽烟的冲动；要克服焦虑障碍似乎就得先学会放松，或是对那些过分的焦虑想法提出质疑和加以改变；等等诸如此类。这本书对目标和手段加以仔细区分，你会看到，许多通常意义上能改善生活的途径，在当今的心理治疗理论看来是既冒险又没有必要的。

如果你现在正遭受心理问题的折磨，你就应当知道，研究表明，ACT对许多常见的心理问题都有帮助（Hayes，Masuda et al.，2004），其基础模型受到了广泛的支持。在本书里我们会看到这些数据。

你现在所读的这本书都是基于实践的真实描述，了解这一事实非常重要，因为全书有一些迂回曲折的地方看起来挺奇怪，读起来有时会令人困惑。从某种程度上来说，这是不可避免的，因为ACT挑战的就是那些在文化中根深蒂固的、对人类问题常规的看法。研究表明，ACT的方法和理念从总体上看都是有效的，保证了观念和进程的有效推进（参看附录），但这并不意味着这些方法就很容易掌握。在此重申，如果你对这些理念和方法都已经是耳熟能详了，那这本书可能对你也就没什么用处。

下面这些例子就是你可能需要考虑的一些非常规的理念：

· 心理痛苦是正常的，是非常重要的，人人都会有。

· 你不能刻意地消除自己的心理痛苦，当然可以人为地采取一些步骤来避免其加深。

· 痛苦和折磨是两种不同的状态。

· 不必认同你所受到的折磨。

· 坦然面对痛苦是摆脱折磨的必经之路。

· 你可以过一种自己所看重的生活，现在就开始，但要做到这一点就得先学会如何走出惯性思维，拥抱生活。

基本上，ACT 所要求的就是你观念上的根本转变，即对待自己个人体验上的方式的转变。我们不能保证会很快地改变你的抑郁、愤怒、焦虑、压力，或是低自尊的状况，至少，不会有想象中的那么快。但是，我们却敢说，这项研究已经证明，那些阻碍你生活的障碍会得到改变，而且有时候会改变得非常迅速。ACT 的方法为解决困难的心理问题提供了新的手段。这些新的方法能够改变心理问题的实质及这些问题对你生活的影响。

打个比方，心理障碍所产生的影响与它在生活中所体现出的形式的不同，可以用一个在战场上奋战的人来比喻。如果战争进行得很不顺利，那这个人会战斗得越来越艰难，认输的想法不时席卷而来，但只有取得了战争的胜利，这个奋战的人才会觉得自己过的生活才可能有意义。于是这场战争还会持续下去。

但是，那个人不知道，事实上，他或是她可以在任何时候退出战场，现在就开始生活。战争或许还会持续，战场就在眼皮底下，虽然这种场景还和战役发生的时候一模一样，但战争的结果已经不重要，在战争开始之前认为只有赢才能开始过上真正的生活，而现在这样看起来挺有逻辑的想法将不复存在了。

做这样的比喻是想说明心理问题的表象和其实质的不同。在这个比喻里，这场战争不论你是参与其中还是袖手旁观，它看起来和听起来都是一样的。它的外在状态不会有什么变化。但是其影响——其真正的实质——却极其不同。为生活而战和生活并不是一回事。

具有讽刺意味的是，我们的研究表明，当实质发生变化时，外在也会发生改变。当战士离开战场，让战争继续进行时，战争甚至也许会平息下来。就像20世纪60年代的那句口号说的那样："要是他们参与的是一场无人参与的战争，会怎么样？"

把这个比喻用在你的情感生活中。ACT专注的是问题的实质，而非其外在。学会用一种截然不同的方式来处理自己的忧虑，可以很快地改变其对你生活的影响。如果你遵循了本书中所描述的方法，就算是忧虑的感觉或想法看起来没什么改变（谁知道呢，也许会这样），你心理上的忧虑也极有可能在本质上，也就是其影响上，得到了改变。

从这个意义上来说，这并不是一本传统的自助类型的书籍。我们并不打算用新的理论来帮助你赢得克服痛苦的战争。我们要做的是帮助你摆脱自己头脑中的激烈战斗，从而开始过你真正想要的生活。就从现在开始。

痛苦：心理上的流沙 / 陷阱

"抛弃战场，而不是赢得战争胜利"，这样违反直觉的点子也许听起来会很奇怪，而且实行起来也需要学习许多新东西，但绝不疯狂。你也知道其他一些类似的情形，它们虽然不同寻常，但并不代表不被人所知。

假设你遇到了某个正站在一堆流沙中的人。没有绳子或是树枝可以帮助你拉出这个人。那么你唯一能做的事就是和他或是她交流了。这个人会喊"救命，拉我出来"，并且会做人们通常在陷入可怕境遇时常做的事情：挣扎着想要逃脱。当人们踏入自己想要摆脱的状况时，不管是暴风骤雨还是泥泞烂沼，99.9% 的人在当时所采取的有效行动都会是从麻烦中走开、跑掉、移开、弹开或是跳出来。

用这样的方法来对付流沙可不成。要逃离某种境遇，得先抬起一只脚，然后将另一只脚向前迈出。要是这么来对付流沙的话，可就糟糕了。一旦抬起一只脚，这个在流沙中的人就把自己全身的重量压在了原先承受重力的表面的一半之上。这就意味着向下的压力在陡然之间倍增了。而且，在抬起的那只脚周围的流沙所产生的吸力会给另一只脚带来更大的向下的压力。接下来只有一个结果：这个人会在流沙中陷得更深。

当你看到这个陷入流沙中的人，看到这种情形正在发生时，你是否可以大声地喊出有帮助的话语呢？如果你知道流沙是怎么回事的话，你一定会大声叫这个人不要挣扎，尽量平躺，伸展手脚，最大限度地扩大身体接触面。以这样的姿势，这个人才有可能不往下陷，然后也许能慢慢滚到安全地带。

由于此人一心想着要摆脱流沙，所以要最大限度地扩大身体接触面就显得异常违背直觉。那些挣扎着要摆脱泥沼的人也许永远都不会意识到，更明智和更安全的举动应该是"面对"泥沼。

我们的生活与此非常相似，我们不仅会陷入生活的流沙，而且在某种意义上，这样的状态还经常无休无止。事实的确如此，那些如流沙般给我们带来创伤的回忆又几时曾完全消失过？现在想想你自己最不喜欢的心理问题。花点时间思考一下，问问自己："这是我上个月出现的问题？还是半年前？一年前？五年前？这个问题到底存在多久了？"

大多数人都会发现，自己在内心深处焦虑的并不是最近发生的事情。最深的焦虑潜伏在背后已经有些时日了，通常有好些年了。这个事实向我们表明，用惯常的方法来解决问题可能并不会奏效。要是这些方法管用的话，为什么在经过了这么多年的尝试之后还是没有作用？确实，那些最难熬的心理挣扎持续之久，表明了常见的解决问题的方法可能本身就有问题，就像是那些陷入流沙的人一样，如何试着重获自由本身就是个大问题。

因为某种原因你拿起了这本书，我们猜想，你是陷入了某种心理的流沙之中，你觉得需要帮助才能使自己解脱。而你也试过各种各样的"解决方法"，但都无疾而终。你一直都在挣扎，却渐渐下沉，不断忍受着痛苦折磨。

你的痛苦会对你未来的道路大有帮助。你有机会体验到他人所不知的心理痛苦，因为只有当普通的解决方案失效时，我们才会以开放的心态来接受现代心理科学所能提供给我们的违反直觉的解决心理痛苦的办法。一旦你更了解人脑的意识是如何运作的话（特别是关于你自己的意识），那么也许你就做好了选择常人较少走的那条路的准备。难道你还没受够折磨吗？

我们这本书并不是帮助你摆脱现在正陷入的流沙，而是让你面对它。我们写下这本书的目的是要减轻你的痛苦，给你力量，让你能过上有价值、有意义、有尊严的人生。从技术层面来看，你之前一直苦苦挣扎的心理问题可能仍然存在（也有可能不存在），但若是你能全身心地投入到生活中，让这些问题以一种不能干扰你的形式存在着，又何尝不可呢？

无处不在的人类痛苦

和大多数流行的心理学书籍的不同之处在于，本书的开端提出了一系列不同的假设。我们在前言的第一句话里就表明了这样的不同：人都会痛苦。我们不会想当然地认为，正常的人类自有一套办法让自己过得幸福快乐，只有奇特的经历或是生物上的变异才会打破这样的平静。相反地，我们认为，痛苦是正常的，只有不同寻常的人才能掌握如何创造心灵的平静。为什么会出现这样的现象仍然是个谜，这本书要说的也就和这个谜有关。

令人关注的是，人类有许多问题是非人类所不能想象的。看看自杀的数据吧。每个人群中都有发生，与自杀的艰苦搏斗普遍得令人惊讶。在你的一生中，有一半的可能你会产生自杀的想法，程度从中等到严重不等，总共持续时间至少两周（Chiles & Strosahl，2004）。这个地球上几乎百分之百的人都会在一生中的某个时候想要了结自己。还未学会说话的儿童不会产生自杀的企图，但是非常小、刚刚学会说话的孩子偶尔都会出现这样的现象（Chiles & Strosahl，2004）。不过，我们却找不到什么理由来认为任何非人类的动物有故意杀害自己的企图。

这样的基本模式在一个又一个的问题区域里反复出现：大多数人都忍受着煎熬，即便那些看起来挺成功的人也不能幸免。试问自己，在你了解的人中间，有多少人从来没有间歇性地经历过如下折磨：严重的心理或是社会问题、关系问题、工作问题、焦虑、抑郁、愤怒、自我控制问题、性的问题、对死亡的恐惧等。对大多数人而言，认识这样真正心满意足的人会很少，可能周围一个这样的人都没有。

关于人类问题的科学数据也证实了这一点。我们就随意地看看几组数据吧。约有30%的成年人在某个时候会具有明显的精神障碍的症状，大约有50%的人会在一生中出现某种程度的失常，而其中有接近80%的人会出现不止一种的严重精神障碍的症状（Kessler et al.，1994）。美国人在减轻自身的精神痛苦方面投入了大量金钱。

比如，抗抑郁症药物的生产是一项以百亿计的产业，而其对抑郁症的平均效果也不过比一般的安慰剂好20%而已，从医学意义上而言是微乎其微的（Kirsch et al.，2002）。确实，我们对抗抑郁药物的消费过于惊人，它们对江河洋流都造成了污染，也污染了我们食用的鱼类（Streater，2003）。但是这些数据虽然令人感到难过，仍然大大地低估了问题的严重程度。在接受心理健康保健的人群中，只有一半的人患有严重的心理健康失调症（Strosahl，1994），而另一半人的问题都是和自己的工作，或是婚姻，或是自己的孩子，或是在生活中感到缺乏目标有关，也就是哲学家们所说的"存在性焦虑"，或仅仅是"焦虑"，这是一种经常存在的强烈的忧虑和焦虑的感觉。

例如，婚姻可能是大多数人自愿进入的最重要的成年关系，然而，有大约50%的婚姻会以离婚收场，而且再婚也不理想（Kreider & Fields，2001）。而关于婚姻忠诚度、婚内伤害和婚姻幸福指数的数据也令人沮丧，这表明许多表面完整的婚姻是以不健康的关系为基础才得以维系的（Previti & Amato，2004）。

这样连篇累牍的报道还可以轻松地持续下去。有朝一日，当所有人类面对的主要行为问题都加在一起，产生的效果就是，不体验重大的心理折磨反而变成了"不正常"。

怎么会变成这样呢？如果我们能和那些在饱受创伤的社会中缺乏资源的人们讨论一下这个问题的话，我们就能明白了。如果一个苏丹的儿童必须四处藏身才能躲避叛军的暴力时，我们就能够很容易地体会到他的悲惨境遇。如果一位悲伤的印度尼西亚母亲在台风中失去了一切，那么她的悲痛是巨大的，但是，鉴于其恶劣的环境，这样的悲痛也是可以预见的。可对于读这本书的人来说，大多数情况并非如此，正如我们大多数人有意识地将自己的生活与那些遭受战争和可怕自然灾害的人们的生活做出对比一样。然而，在许多出现问题的领域里，那些聪明又成功的人未必就比这个世界上不如自己幸运的同类要幸福多少。和那些在经济环境更恶劣的国家里的人相比，那些生活在经济高度发达国家里的人并不见得就会拥有更少的社会或是人际交往问题

（比如，自杀）（Chiles & Strosahl，2004）。怎么会这样呢？

带着这个问题来看看你自己的生活。是不是现在让你受尽折磨、想要有所改变的事情看起来越来越难以改变了？尽管你在生活中的许多其他方面都能得心应手。是不是你一直都在试着要解决某些问题，但是到目前为止还是没有找到真正的解决方案？确实是这样，你可能已经尝试过了许多种解决办法……但现在你正打算再买一本可以帮助自己的书。怎么会这样呢？

我们希望你带着如下问题阅读本书：为什么人类的痛苦是这么普遍？为什么你的困境这么难以改变？你该怎么办？本书接下来就会详细探讨这些问题。我们认为至少能部分解决这些疑问。

我们提出这些问题并无冒犯或批评之意。这本书也并不会对你所处的困境横加指责，也绝不会认为如果你多努力一点，生活就会变得好起来。这本书完全从感同身受的角度出发：来源于我们自身和我们病人所纠结的体验。上述这些问题也是我们经常询问自己的问题，而且还时常抱着深深绝望的心情。我们认为，既然科学已经提供了意想不到的答案，那么这个答案也应该会对你有直接的帮助。

正念，接纳和价值

ACT 不是什么固定的谚语或是箴言，并不会给你带来个人的新启示。尽管 ACT 中的某些原则已年深日久，但该疗法的主要构成元素却非常新颖。ACT 是建立在一种新的人类认知模式之上的疗法。该模式是本书中所列举出来的具体方法的基础，这些方法都可以改变你所面临的问题和现在的人生状态。这些方法可以粗略地分为三类：正念、接纳和有价值的生活。

正念

正念是一种观察自我体验的方式，几个世纪以来，在东方体现为若干形式的冥想。西方心理学最近的研究已经证明，进行冥想对心理有相当显著的益处（Hayes，Follette & Linehan，2004）。事实上，在西方，冥想已经被作为一种强化治疗效果的手段应用到许多不同的心理学传统中去（Teasdale et al.，2002）。

我们采用的方法中有很大一部分都与冥想有关。而ACT赋予这个古老的手段以这样一种模式：以冥想为核心要素，并以一整套全新的手段来革新这些要素。通过若干周、若干月，或是若干年的冥想，正如冥想自身所带来的益处一样，不仅这样的实践可以增强冥想的作用，而且在今天这样一个繁忙的社会里，我们也需要新的手段来帮助我们度过又一个更从容的千年。

在这本书里，我们会帮助你学会以新的方式来看待自己的思维。思维就好像是多棱镜，我们通过它来看世界。我们都习惯于坚持用固有的镜头来看世界，并让它来指导我们对自身的经历加以阐释，甚至指导我们如何来看待自己。如果你现在仍固守在自己心理伤痛的镜头之下，那么你可能会对自己说这样的话："我很沮丧。"在这本书里，我们会帮助你看清抱有此类想法的危害性，同时也会给你提供具体的方法来帮助你避免陷入这样的危险之中。

一旦你从语言的幻觉中解放出来，你就会更多地注意到每天在生活中涌现出来的若干语言的镜头，并且没有任何一种是被限制的。你会掌握如何以更整体的自我意识方式来瓦解自己对某一类特定的认知模式的坚持。使用这些具体方法，你将学会直面自己的痛苦，而不是从痛苦的角度来看待这个世界。当你这样做时，你会发现，在目前的状态下，除了将自己的心理调整到满意的状态之外，还有许多其他的事情可以做。

接纳

ACT严格区分折磨和痛苦。出于人类语言的本质，当遇到问题时，我们一般的倾向是想要找到解决办法，就像试图要摆脱流沙那样。在外部世界里，这个方法在99.9%的时候都很管用。因为能够知道如何让自己摆脱不利的境地，如追捕、寒冷、瘟疫或是洪水，使得我们最终成了这个星球上的主宰生物。

但是，这样的思维模式却造成了不幸的后果，当我们要理解内心体验时，我们也总是抱着同样的"解决问题"的心理状态。当我们在内心备受折磨时，我们也总是想采取一直以来的惯用方法：挑出问题，解决问题，然后消灭问题。可事情的真实状况是（你可能已经体会到了），我们的内心世界并不完全等同于所发生过的外部事件。首先，人是活在历史之中的，时间只会在一个维度上流逝，而并非双向的。其次，心理上的痛楚是一种历史，至少从这个层面上来讲，是无法抹去的，所以我们更应该考虑如何在处置这样的痛楚中前行。

"接纳"以这样的理念为基础：通常情况下，试图抹去痛楚只会将其放大，并将自己的未来葬送于其中，最终将其变成创伤性的经历。

同时，生活被置之不顾。在本书中，要大声讲出我们所教给你的替代方法却有点危险，因为现在你可能会对此有所误解，这个方法就是接纳现实。接纳，并不是要你做自我拆台的虚无主义者；也不是要你忍受自己的痛楚。完全不是这样，这些所有关于"接纳"的沉重的、悲伤的和黑暗的形式，与我们所说的积极的、充满活力的时刻几乎完全相悖。

我们大多数人在接纳的积极方面所受到的训练非常之少，或是从来就没有过，因此我们建议不论你的内心想说什么，都对其心存感激，这个词汇自然会具有其含义，但现在不要试图去做什么。因为现在很难描述清楚，学习接纳自己的经历并与之共处是这本书在稍后会特别关注到的内容。同时，我们希望你能对耐心和开放的心态心存感激——并同时对你脑海中现在对我们所说的话的猜测保持一点怀疑的态度。

以承诺和价值为基础的生活

你现在过的正是自己想要的生活吗？你生活的重心是否放在对你最有意义的事情上？你生活的方式是充满活力，全心投入，还是不堪其扰呢？

当我们陷入心理问题时，我们通常都会让生活中断，觉得自己在真正开始重新生活之前，需要减轻自己的痛楚。但如果让你现在，就是此刻开始就拥有你想要的生活，又会出现什么情形呢？我们并不是要你相信这样的事情会发生，我们只是希望你对这样的可能性抱以开放的心态，有足够开放的心态愿意接受本书中的观点。

触及自己想过的生活，把梦想带入眼下的生活中，这些都不容易做到，因为你的思维会像所有人的思维一样，会设置一个又一个的陷阱，安排一个又一个的障碍。从第1章到第10章，你会学习到如何将自己从这些陷阱中解放出来，以及如何化解这些障碍。第11章到第13章，我们会讨论什么是你想要的生活，会向你全程展示如何从无用的心理应对手段转向全身心地投入生活。

从这一点来看，我们并不是要求你赞同任何列出的观点，也不是要让你申明自己理解了我们刚才描述的任何方法。我们只是要求你投入到这段旅程中来，这段旅程从本质上来讲是关注你的痛苦之谜的。这段旅程寻求的是这场游戏中的根本转变，而不是要找到什么新的策略来赢得游戏。ACT并不是什么万灵丹，但其取得的科学成果非常广泛和积极（见附录）。我们相信本书能帮助你充分利用这一新知识。

阅读本书时，你一定要在整个过程中带上自己的怀疑，甚至也可对此不以为然。如果你愿意将自己所学的知识应用在这些怀疑和不以为然上，这也绝不会有什么害处。尽管这本书不一定有什么作用，但在整个进程中你也要带上自己的希望和能力，因为从接下来描述的方法的角度来看就能派上用场了。你是一个完整的人，你所有的经验、思维、感觉、身体感受以及惯常行为，都可在这场发现之旅中派上用场。

你还有什么可担心失去的呢？能走出思维的樊篱，拥抱生活，难道不是一件很棒的事情吗？

1 人类的痛苦

---

2 为何语言会带来痛苦

3 逃避的力量

4 放轻松

5   **思维的麻烦**

6   **拥有想法与陷入这个想法**

7

如果我不是我的所思，那么我又是谁

8

正　念

9 积极心态是什么，又不是什么

10 积极心态：学习如何跳跃

11 　　　　　　　　**什么是价值**

12 　　　　　　　　**选择你的价值**

13 下决心采取行动

结论   选择过有价值的生活

1

人类的痛苦

你可能会因为如下原因打开这本书：觉得很受伤，但又不知道该怎么办。你可能因为长期的抑郁，或是焦虑症而承受痛苦；也可能会因为想要麻醉自己的痛苦而徒劳地挣扎于药物或酒精的滥用之中，耗费了自己的生命；又或许因为某段关系正岌岌可危，又或者你正在怀疑生命本身是否还有意义；也许你现在正在治疗期间，或是治疗以外，寻求安抚自己内心躁动的良方；也或许，你就是那成千上万个陷入情绪泥沼中的某一个——对生活失去活力，不愿投入，对人生疏离冷漠，有如行尸走肉，麻木不仁，或是绝望崩溃。

　　如果这样的挣扎已经有一段时间的话，那么你可能会深受无数"为什么"的困扰："为什么我不能克服这样的情绪？""为什么我没有感觉好一点？""为什么人生会这么难？""为什么治疗没有效果？""为什么我就不能和正常人一样？""为什么我会不快乐？"不知何故，这些看起来没有任何固定答案的问题可能会让你感觉很受伤。可能你会发现，因为自己情绪上的痛苦和自己的挣扎而蜷缩在角落里，自己的人生越来越狭窄。

　　如果你的头脑中正在进行激烈的战争，你又知道可以走出这场战争的方法，而不是一味地想着要赢得这场战争，那么会出现什么情况呢？这么说并不意味着战争就停止了，相反，战争可能还会持续。但是，这就意味着你可以不必生活在战区，你在心理上的存活看起来就与这场战争的结果没有什么关系了。如果这是可能的话，会怎么样呢？

这本书希望你能反思自己的立场，不仅仅要关注自己有些什么样的心理痛苦，这些痛苦是怎样的，还要关注自己意识的真正本质，甚至要关注自己的个体，也就是说，你让自己变成了一个什么样的人。如果一些东西有必要被指出来的话，那么这些东西就不只是"基本"的。你在该书中能看到的观念和方法可能会让你有点震惊。首先，有些部分会很难吸收，而且有可能会与你之前学到的解决问题的"办法"相违背。

我们对你有三个要求。首先，你要同意坚持下去，积极地参与进来。当然，这是一段不时会令人感觉到崎岖和颠簸的旅程。我们只要求你坚持下去，真正地试行我们在表格中所列举出的方法。有些东西对你很重要，但如果你没有学习和使用过这些概念和方法的话，就无法评估其真正的作用，对其重要性也就无从得知了。

第二个要求就是希望你能保持坦诚。我们不要求你相信本书中所写的一切，但我们要求你专注地直面自己的经历。利用该书来作为良好的契机，去探寻对自己而言所有的真相。希望你撇开他人的期待、周围世界对你的要求以及长期以来学习到的所谓正确的东西，或者甚至当你的直接经验与自己的思想有所背离的时候，放开自己头脑中所告诉自己的一切。

因为在你尝试这些方法的时候，我们事实上是不在场的，所以你得靠自己的体验来判断书中所描述的方法从长远来看是否对你有帮助。目前已有越来越多的实例证实了书中谈到的基本概念，一些方法也通过实验研究得到了论证（见附录）。在治疗关系以外，对这些理念和练习用笔记或是口头表达的方式，会和你在这本书里看到的一样多。今天，我们已经有足够的科学证据表明现在是时候将这些理念和方法介绍给公众了，但你的体验是最真切的底线。

第三个要求和你的愿望有关：我们希望你能用这本书来使自己的人生有所不同。你不一定非得相信会这样。我们只是希望你能对这样的可能性保持开放的心态，并能对如下问题给予肯定的回答：当你在学习和尝试这些方法的时候，将自己真实的体验带入其中，体会这些方法使你的生活更美好的可能性，你愿意向前迈出这一步吗？如果你的答案是肯定的，那么我们就可以开始了。如果你还不能给出肯定的答复（记住：一定要诚实），那么就有必要知道自己拒绝改变的抗力到底有多强，也有必要考虑一下，这样的抗拒是否对自己有益。

在我们开始之前，有必要先普及一点先期知识。ACT 是临床心理学一个流派中的部分内容，以科学为基础来施行治疗。如果你的状况很严重，而且没有接受过行为治疗医师、认知行为治疗师，或是其他的专业人士所采用的以科学为基础的治疗方法，或是安排详尽的治疗课程，那么你应该向他们求助。在这样的情况下，如果该治疗师能理解该书谈到的方法，那么该书可以作为治疗课程的辅助（详见附录中关于寻求治疗师的建议）。有越来越多的科学证据表明：在心理治疗的环境中这些方法具有实用性。

人类的痛苦是普遍的

在日常生活中，我们经常看见不少人似乎什么都不缺，他们看起来很幸福，对自己的生活很满足。当你运气特别差的时候，可能也曾在街上徘徊过，也可能环顾四周，疑惑过："为什么我就不能像我周围的人一样幸福呢？他们没有遭受过慢性的恐慌（或是抑郁，抑或是滥用药物的问题）。他们从来不会有乌云罩顶的感觉。他们也感受不到我的痛苦。我为什么就不能像他们那样？"

其实秘密就是：他们和你一样痛苦。我们都有痛苦。所有的人类，只要不是早早地夭折，都会感觉到，或是将会感觉到失去挚爱的那种痛彻心扉的感觉。每个人也都会，或者将会感觉到身体上的痛苦。人人都会感到悲伤、失望、焦虑、害怕和迷惘。我们都曾有过尴尬、屈辱，或是羞耻的感觉。人人都有难以言说的伤痛秘密。我们习惯于露出灿烂的、幸福的面容，假装事事如意，生活顺心，但事实并非如此，也不可能如此。生而为人，就是会比这个地球上的其他生物感受到多得无法以数量级来计算的痛苦。

如果你踢一只狗，它会向你狂吠，然后跑开。如果你经常踢它，那么你一出现，就会让它感觉到害怕，想要躲开你，狗的这个行为称为"条件反射"。但是只要你不出现，或是不可能出现时，这条狗多半不会感觉到或是表现出明显的焦虑。人就不同了。在一岁半或是更小的时候，人类的婴儿就知道如果某物体有名称的话，该名称就指向该物体（Lipkens，Hayes & Hayes，1993）。事物之间的联系是双向的，但有语言能力的人类通过单向的方式就掌握了二者之间的关系。在过去的25年中，研究者们试图证明在其他的动物种群中也能产生类似的行为，但目前看来实例很有限，而且还需进一步探究（Hayes，Barnes-Holmes & Roche，2001）。这就使得人的生命在和动物相比时，有着巨大的差异。

人类的语言能力使其处于一个特殊的位置。只是简单地说出一个词汇，就能联想起该词所指的物体。试试看："雨伞"。你在读出这个词汇的时候，想到了什么？当然了，这个词是没有什么伤害力的。但是假如你说出的物体的名称是令人恐惧的呢，这又意味着什么？不管是什么，只要一提起就让人害怕的东西，就好像狗害怕的并不是真的被踢一脚，而是想到自己被踢了一脚。

这就是你现在确切的状况了。这也是所有使用语言的人类的真实状况。

举个例子吧：现在花点时间想想自己曾经做过的最丢脸的事情。要真的花时间来做一做。

你此刻有什么感觉？很有可能在你读到这个句子的时候，就有一种害怕或是抗拒的感受。你可能想对这个要求置之不理，继续往下读。但如果你真的停下来，确实按照我们要求的去做的话，很有可能在你记起过去的某个场景和自己当时的举动时，就感觉到了不好意思。然而，所有这一切不过就是在你看着书页的印刷字面时就发生了，面前不过是书页而已。虽然事物之间的联系是双向的，有语言能力的人类却单向地了解了事物之间的关系，这是因为人类拥有把任何东西看成别的符号的能力。而"符号"一词的词源学意义是指"以同样方式抛回去"，因为你对纸上印刷的符号有所反应，你所读到的词汇在你身上就引起了反应，也许这些词汇甚至还唤醒了你过去耻辱的记忆。

你要逃到哪里去，才能避开发生这样的联系？狗知道如何逃避痛苦：避开你和你的脚。但当任何时候、任何地点都有可能让人的头脑中产生痛苦的联系时，一个人又该如何躲避痛苦呢？

实际上情况还可能更糟糕。我们不仅不能通过逃避痛苦的场景（狗采用的方法）来避免痛苦，而且就算处于愉悦的状态也有可能产生痛苦。假如某位你亲近的人最近身故，而今天你看到了这辈子见过的最美的落日，你会有什么感受？

对人类而言，避开会引起心理痛苦的提示并不会有效地避开麻烦的情绪，因为只要有能引起相应词汇联系的暗示出现，就会让人再次想起痛苦的感觉。这个落日的例子就是一个很好的例证。日落能引起词汇上的联系。日落"很美"，而美好的东西是你希望能与他人分享的。既然你不能与自己亲爱的朋友分享这样的美景，那么在你看到美好事物的时刻，你就感觉到了悲伤。

问题就在于，任何东西都有可能引起词汇联想的暗示：印刷在纸上的"遗憾"的字样，或是日落的情景都可能会让你想起最近失去的东西。在绝望之中，人类就会想要采取一种顺理成章的行为：尽量避免痛苦。

不幸的是，正如我们会在该书接下来的部分讨论到的某些细节一样，一些用来避免痛苦的方法本身就是病态的。逃避或是使用违禁药物可能会暂时减缓痛苦，但接下来的痛苦可能会比以前来得更剧烈，还会造成进一步的伤害。否认或是采取麻木的态度也许会减轻痛苦，但很快会造成比之前更深的痛苦。

心理痛苦可能会不断地出现，这是我们所有的人都需要面对的有挑战性的负担。就好像是起居室里有一头大象，但人人都假装不去提起一样。（译者注：该句起源于英语谚语"麻烦就像是起居室里的大象"，比喻人们对大麻烦视而不见，假装是小事情。）

这并不是说你的生活必然就是麻烦不断。痛苦和煎熬是非常不一样的。我们认为，有办法可以改变你的痛苦状态，让你过上幸福的，而且可能是很棒的生活，虽然作为人类的一分子，你的记忆和词汇联想还是有可能让你感到短暂的痛苦。

我们在本书中将要探讨到的方法由"suffering（折磨）"一词体现出来。suffer 的词根是拉丁词语 ferre，意为"担负或承担"（英文词语"ferry"来源于同一词根）。而 suffer 这个词的前缀"suf"是"sub"的一个变体，在该词中的意思是"从……下边/底下往上，然后远离"。换句话说，"suffering（折磨）"不仅意味着要承担某些东西，还意味着离开。于是"折磨"一词隐含着这样的意思：你背负着自己不愿意或无法承受的负担，也许是因为这个负担"太沉重"了，或是因为这样的负担"超越了你的极限"，这样的含义已经远远超过了痛苦本身。事实上，这样的理解使我们在处理痛苦的问题时就会采取不一样的方法。

练习：你的痛苦清单

我们希望你列举出最近给你带来精神困扰的所有事情，填写在下面左边的空格里。不仅要写下事情发生的表面情况，还要写自己对事情的反应。在该书里，重点是你如何反应。你的某些心理问题会和某些特定的情景有明晰的联系，而另一些则不那么明显。比如，"我的老板"这样的记录就不太好，反映不出你有什么样的体验，但如果写下"老板让我觉得很灰心"或是"老板让我心情不好"，就是很好的做法。可以在左边栏目写下事情发生的表面情况的同时，结合写下你的任何想法、感受、记忆、愿望、身体感觉、习惯，或是让你感觉到困扰的行为倾向。不要思考，只是写下什么让你苦恼，什么造成了你的痛苦。要诚实、详细地在下面的空格处列举出你的"痛苦清单"。

完成了清单之后，回头想想这件事情成为困扰你的问题已经有多久了，也写下来。

我经历过的痛苦和困难的事情	这件事情困扰你多久了
_____	_____
_____	_____
_____	_____

现在，我们要你将这个清单加以组织。首先，回顾一下，依据这些事件对你生活的影响程度来进行排列。然后，在下面的空格处以排序的方式写下来。从这些事件在生活中给你造成了最大的痛苦和困扰开始，一直排列到给你带来最小的麻烦的事情。在阅读本书的其余部分时，这份清单都可以贯穿始终作为你的引导。当再有什么让你觉得痛苦的事情时，我们要求你回头来参照这份清单以作为评判标准。

_____

_____

_____

_____

最后，在这份清单的右边区域里，用箭头标示出每一个项目和其有联系的另一个条目。你会了解到，两个条目之间是有联系的，如果其中之一发生了变化，可能会对另外一个产生影响。比如，假设你的条目中有一项是"自我批评"，另一项是"沮丧"。如果你认为二者之间有联系（就是说，你对自己批评得越多，你越有可能感觉到沮丧，反之亦然），那么就在自我批评和沮丧之间画上双向的箭头。你很快就会看到这个区域里画满了箭头，这样很好，这样做并没有什么对错之分。如果每件事情都是有联系的，那么了解这样的联系就很重要了。

如果有些项目只与其他很少的项目发生联系，这也是非常重要的信息。你所列举出的条目处在越高的位置，和其他条目的联系越多，就说明它越重要。这么做还有可能使你重新排列你的问题，你可能还会发现，自己想把某些条目合并在一块儿，而有一些又需要分成更细的条目。如果是这样的话，你可以在下面的横线处列出自己最后确定的条目，按照对你生活的影响大小从大到小排列。

_____

_____

_____

_____

这就是令你感到痛苦的个人清单了。对你而言，这就是本书中要讲到的所有内容。

带来痛苦的问题

当然了，心理上的痛苦很伤人，但还不止这些。痛苦常常会阻碍你过上自己想要的生活。毫无疑问，患有急性焦虑症的人不会想体验极度恐惧的感觉，因为会让人非常不舒服。但这样的不舒服还伴随着这样的事实：惊恐看起来似乎影响了生活本身。

如果你患有急性焦虑症，可能会因为害怕而无法进行正常的活动，因为害怕，可能会导致恐慌。比如你可能再也不敢上超市，因为你害怕在那儿恐慌可能会发作。也许你会在社交场合感觉不适，因为你不希望他人发现你的恐慌。你交了一些让自己感觉安全的朋友，但接着你又发现朋友们也有自己的安排。于是你开始在生活中学着自己处理问题，结果，生活圈子变得越来越狭小。

有必要关注我们感觉到的痛苦的程度，这是一种注意力的集中，因为这会影响其他的活动。掌握这个核心问题的方法之一就是假想自己的痛苦消失的话，生活会怎样。想象有人对你挥舞了一下魔法棒，你所有的痛苦都消失了。想象某天早晨你突然醒来，没来由地，多年困扰你的慢性抑郁症（或是焦虑、担心，或是任何你一直挣扎于其中的不管什么事情）消失了。天空放晴，痛苦结束。你会怎么做？这并不是一个反问句，我们说的就是字面上的意思：你会怎么做？你希望你的生活变成什么样？现在你心理上的挣扎到底如何干扰你的目标和希望？我们用下面的练习来探寻一下。

练习：痛苦已经消失，接下来呢？

如果＿＿＿＿＿＿＿＿＿＿＿＿＿＿＿＿＿对我而言不再成为问题，

我就会＿＿＿＿＿＿＿＿＿＿＿＿＿＿＿＿＿＿＿＿＿＿＿＿＿＿＿＿＿

如果我没有＿＿＿＿＿＿＿＿＿＿＿＿＿＿＿＿＿＿＿＿＿，我

就会＿＿＿＿＿＿＿＿＿＿＿＿＿＿＿＿＿＿＿＿＿＿＿＿＿＿＿＿＿＿＿

我们希望你能将上面句子中的空格补充完整，但先请看填空的要求。从让你感到痛苦的清单中拿一项出来，任何一项都可以，但最好是选择位置比较高，和其他项联系比较多的项目，这可能就是最影响你生活的项目。把这项填入前面的空格处，但如果这个问题已经解决了，就不要填后面的内容。

现在，想想看，如果这样的痛苦又突然出现的话，你会怎么做。这个练习的重点并不是让你假想某天如果你的问题不再困扰你时，你会怎么做；并不是要你欢呼着说："我的忧郁症都消失了，我要去迪

士尼！"重点是要从更广阔的角度想想，如果持续困扰你的情绪痛苦不再成为问题，你的生命轨迹会有怎样的改变。如果你觉得对这一点还没完全理解的话，也不必担心。本书接下来还会有更多的关于此项的一整套练习，只需完全跟着直觉来就好了。在内心深处，你对那些真正与自己有关系的事情会有些主意，请关注这些东西。

下面的例子能向你说明我们的意思：

如果愤怒对我而言不再成为问题，我就会拥有更多亲近的关系。

如果我没有这么多的压力，我就会在事业上更努力，我就会努力寻找自己一直梦想的工作。

如果我不是这么焦虑的话，我会出门旅行，更投入地生活。

现在，回头去填空，如果你的痛苦消失了，你会做什么。要诚实面对自己，想想看自己想要什么。想想看什么才是对自己有价值的东西。想想看是什么赋予了自己生命的意义。

现在我们再做一遍这个练习，但这次用不同的项目（用清单上的所有条目都来做一遍这个练习也不会对你有什么伤害）。这次选一个和上次相比，对你生活的不同方面产生了影响的条目（虽然仔细思考后，你会发现它们彼此之间并没有看上去的这么多不同）。

如果＿＿＿＿＿＿＿＿＿＿＿＿＿＿＿＿＿对我而言不再成为问题，我就会＿＿＿＿＿＿＿＿＿＿＿＿＿＿＿＿＿＿＿＿＿＿＿＿＿＿＿＿＿＿＿

如果我没有＿＿＿＿＿＿＿＿＿＿＿＿＿＿＿＿＿＿＿＿＿，我就会＿＿＿＿＿＿＿＿＿＿＿＿＿＿＿＿＿＿＿＿＿＿＿＿＿＿＿＿＿＿

再看那些产生痛苦的问题

你已经了解到，自己所有的问题都给你带来了两种痛苦。焦虑或抑郁、担心不仅会让你产生痛苦，而且自身的痛苦也会阻碍你过上自己想要的生活。如果没有这些痛苦的话，你会投入到一些活动中，会担当起生活中的角色。

你在上面的练习中写下的问题是你眼前的痛苦（是现在存在，自己想要避免的）。社交焦虑症就可能是眼前痛苦中的一项。你在社交场合中感受到的焦虑是真实的，在你感受到的时候的确存在。你可能希望这样的感觉消失，但是，在你竭尽全力地想要击败它时，它仍然顽固地存在着。这就是眼前的痛苦。

如果情形有所改变的话，你会做如下的事情，这又是另一种情况的痛苦，人们称其为不在场的痛苦。比如，上面提到的同样患有社交恐惧症的人。也许这个人的确想要和人们交往，但是他的恐惧使他无法采取有意义的行为。与他人交往的渴望并不是眼下真实存在的，这就是不在场的痛苦。痛苦中一定还有更痛苦，折磨之上也还有更折磨。你不仅必须处理眼下由自己的思维、感觉和身体的疾病所带来的痛苦，还必须面对这样的事实所引起的痛苦：由于痛苦而不能过上自己想要的生活。

现在看看下面这句话对你来说是否适用：通常情况下，你在生活中越是想要消除这些眼下的痛苦，你就会感觉到越多的痛苦，特别是不在场的痛苦。

记住，我们要求你对自己的体验诚实坦率。即便这些应该有逻辑的体验看起来并不那么合乎逻辑，还是要仔细地加以审视。一旦你过多地关注如何消除眼前的痛苦，你就会更多地体会到不在场的痛苦。如果你就是这样的情况，那么你可能感觉到自己周围的生活变得封闭起来了，也可能会觉得自己仿佛处在某种陷阱之中。如果你正经历着这样一些感受，那么这本书就会帮你找到出口。不然你也可以选择陷阱般的生活。

过有价值的生活：不失为另一种选择

通常，我们执着于自己的痛苦，我们对自己生活的判断取决于自己感受到什么，而不是做了什么。就这样，我们作茧自缚。在对上面两个练习的四个问题的回答中，你已经播种下了另外一种生活方式的种子：在这样的生活中，你所做的一切与你的痛苦没有关系，也不是为了避免痛苦，而是要过你真正想过的生活。

这本书并不是要用传统的方法来解决你的问题，而是要改变你生活的方向，因此，你的生活比你自己看重的还要重要。并且，对痛苦的无限放大也该停止了。只要这么做，那些令你长期备受煎熬的东西也会逐渐消失。你的生命将会开始绽放，会变得更加广阔、更加灵活、更加有意义。

我们希望你在阅读这本书的过程中，通过练习，过上以自己的价值观作为引导的生活。我们并不是要求你现在就走出来，去过一种截然不同的生活。在这之前还有很多事情要做。而且没有哪一件轻松，因为我们的思维还会继续为我们设下陷阱。

在我们研究的"接纳承诺疗法（ACT）"中，我们已经研发出了一套看起来行之有效的方法，可以让使用这套方法的人改善自己的生活，跳出麻烦的陷阱和死胡同。逐渐地，一步步地，我们会陪伴着你，让你利用这套方法，过上充满生机、有价值的、有意义的生活。

如果你也愿意的话，我们就开始吧。

2

为何语言会带来痛苦

人的思维究竟是什么？为什么我们会和窗外飞过的小鸟不同？为什么我们会受到这样的煎熬？这一类的问题困扰着世世代代的人类。我们觉得找到了一些答案，而且我们认为这些答案会在你读这本书的同时，在你采用这些方法的时候被揭示出来。

人类语言的本质

正如我们在引言部分提到的，ACT 是以关系框架理论（RFT）为基础的（Hayes，Barnes-Holmes & Roche，2001）。RFT 的基本前提是人类的行为在很大程度上受到相互关系的网络，即关系结构的控制。这些关系构成了人类语言和认知的核心，使我们即便不通过直接的经历，也可以学习掌握到这些知识。比如，一只猫绝不会第二次把爪子伸进热炉子里，但它至少要碰过一次热炉子，才能得到这样的启示。而人类的孩子只需通过语言就能知道炉子会灼伤人，并不需要真的去碰热炉子，这样一种能力是无与伦比的。但就我们的内心生活而言，语言的规则也会从根本上限制我们的生活。

20多年前，我们就开始探寻人类思维的主要特征。今天，我们认为已经找到了一些关键的要素。也许这样大胆地讲出来太冒险了，但我们认为已经找到了人类思维本身的核心。人类的思维是关联性思维，而非人类则显然不是。本章会清晰地表明这一具体意思，就广义上来看，人类能够将自己的环境、思维、感情、行为倾向、行动（基本上无所不包）中的某个事物和现实中的环境、想法、情感（基本上无所不包）中的其他事物主观地以任何方式联系起来（比如，一致、相似、更好、相异、部分、原因等）。

这样的特性对人类思维的运转来说是至关重要的，因为这是我们得以进化的关键，使得人类能够成为万物之灵。这样的关联式思维使得我们能够在意识里分析自己身处的环境，研发工具，流传火种，创造艺术，发明计算机，甚至用于税收，但这样的能力也给我们带来了痛苦。

并非什么全新的观点

通常和语言有关的词汇一度都是隐喻性质的，词源学关注的也是其联想的核心。在上一章提到的词"symbol（象征）"，就来源于古希腊的词根"bol"，意为"丢，投掷"，和"sym"这一前缀（意为"相同的"）相结合，从字面上解释，"symbol（象征）"即为"将相同的东西扔出来"。当我们的思维在头脑中产生出词汇时，这些词汇就和它们"指代"的事物几乎等同。"refer（指代）"一词在词源学中完全能说明这个问题。你还记得我们在第一章讨论"suffering（折磨）"这个词时，讨论过的"fer"这个词根吗？"fer"意为"传送"，因此有单词

"ferry（摆渡，传送）"，而前缀"re"意为"再次"。因此，"refer（指代）"这个词就意味着再次传送某些东西。

　　这些人类早有的常识与关于人类思维本质的研究发现不谋而合。当我们思考的时候，我们会主观地将事物联系起来。各种象征"携带了"各种事件和物件的信息，因为它们和这些事件因"相同"而产生关联。这些象征进入到一张巨大的关系网中，这张网在我们生命的过程中不断产生和扩大。下面是一个简单的关系模式列举，并非包含全部，像这种我们可以写上满满几页纸，但对理解 RFT 并没有多重要，不过对我们即将要开展的工作很有必要。

关系模式

- 同等关系（如"相同""相似""像"）

- 暂时的和前因后果的关系（包括"之前和之后""如果 / 那么""造成""缘于"等）

- 比较和评价关系（所有诸如"比……好""比……大""比……快""比……漂亮"等关系）

- 指示关系（该模式与说话者的视角有关，如"我/你"或是"这里/那里"）

- 空间关系（如"近/远"）

　　正是这一套指令系统构成了所谓的人类"思维"，这样一套能够通过学习来掌握的关系使我们可以对任何事物产生联想。

练习：事事休戚相关

　　你随时都在主观地将事物加以联系，要证明这一点很容易。不信的话，用下面的方法试试看：

在此处填入一个具体名词（任何类型的物体或是动物名称都可以）：＿＿＿＿＿＿＿＿＿

在此处填入另一个具体名词：＿＿＿＿＿＿＿＿＿

现在回答这个问题：第一个名词和第二个名词之间有何相似之处？有了答案以后，回答下一个问题：第一个名词比第二个名词好在什么地方？找到答案后，再进入下一个问题：第一个名词如何产生了第二个名词？不一定能直接找到最后一个问题的答案。但如果坚持的话，是肯定能找到的。

最后一个问题可能是最难的问题，但如果你坚持，总是能找到答案的。值得注意的是，那些好的答案在某种程度上看起来显得很"真实"，你似乎真的看到了两个有关系的物体之间的联系（也就是说，彼此之间的联系看起来并不是那么主观武断）。

这个练习说明思维能够以任何一种可能的方式将一物与另一物联系起来。用技术性的话语来表述，就是说关联反应是"主观上适用"的。这一事实被人们所忽略是因为思维从相关的事物中抽象出了特征来证明相关关系的存在。正如你在上面这个无聊的练习中看到的一样，其实事实也并非如此。确实，并不是所有的东西都能是另外任何一个东西的"缘由"，但你的思维总是能够找到彼此之间的关系（在第7章，我们会把这个观点用到"你的人生故事"中去）。

即便人类的婴儿也能这么做

甚至是很小的孩子也会很自然地使用这样的联系模式，但非人类的生物却确证不会这么做。在这个领域里，即便是进行了所谓的"语言训练"的黑猩猩，也无法完成人类婴儿可以轻而易举就完成的事情（Dugdale & Lowe，2000）。例如，当婴儿知道某种特定动物会有一个名称以及会发出叫声后，我们就可以给这个小婴儿画出一个想象中的动物，然后："这是一个嘎卜-嘎卜。你能说'嘎卜-嘎卜'吗？"当小孩儿学会以后，我们还可以用同一张图片对她说："这个动物会发出'喔喔'声。你能发'喔喔'声吗？"

在这个例子中，我们有一个包含3个元素的联系网：图片、图片所指的动物名（嘎卜-嘎卜），以及该动物发出的声音（喔喔）。这个虚拟的动物，它发出的声音，以及图片之间的关系可以在一个三角形中表示出来（见图2.1）。在这里，我们给小婴儿上的这一课只训练了两个方面的关系：图片和所代表的生物名称之间的关系，以及图片和这个动物所发出的声音之间的关系。

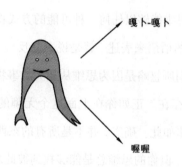

图 2.1　图片、图片所指动物名和图片所指动物发出的声音

任何复杂的有机生物——包括人类的婴儿以及黑猩猩等，都能够掌握上述内容。但从这一刻开始，人类显示出了与其他动物的不同之处。在14个月到16个月的时候（甚至更早，科学家们现在还在努力探

明这一能力精确出现的时间），人类就能够将自己学到的东西加以对换。在一堆想象中的动物图片中，问"哪一张是嘎卜-嘎卜？"孩子们就能指出自己学到的叫嘎卜-嘎卜的那张图片，而绝不会指向自己学过的另一个生物名字的图片。人类的孩童无需训练就能做到。他们不仅会认识到这幅图片指的是"嘎卜-嘎卜"这个词，而且也知道"嘎卜-嘎卜"这个词就指这幅图片。

这么显而易见，所以似乎并没什么大不了的。但研究表明，这样的过程不仅揭示了人为什么会思考这样一个本质，也说明了人为何会痛苦（我们会对此稍加阐述）。这种能够将二者相互加以联系的能力也同样能说明图片和动物发出的声音之间的关系。如果你问一个这般年纪的小孩："什么东西会发出'喔喔'的声音？"这个孩子一定会再次指向嘎卜-嘎卜的图片，而不会指向别的生物。

在此刻，我们已经从两个训练的关系中发展出了四种关系。就上面提到的例子而言，这四种关系包括：图片指向单词"嘎卜-嘎卜"，单词"嘎卜-嘎卜"指向这张图片，图片指向声音"喔喔"，以及声音"喔喔"指向该图片（见图2.2）。

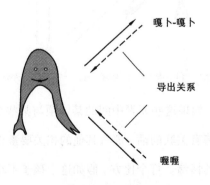

图2.2 扩展后的关系网

接下来，从22个月到27个月左右（Lipkens，Hayes & Hayes，1993），孩子们就能够将所有的这些指称关系联系起来。当你问他："嘎卜 - 嘎卜会说什么？"孩子会回答："喔喔。"当问到"谁会说'喔喔'？"的时候，就会听到"嘎卜 - 嘎卜"这样的答案。注意，孩子不仅保留了之前我们谈到的四种关系，在我们的三角形中还出现了两种新的关系，而之前并没有人以任何形式来教过他。他已经看过我们教给他的"嘎卜 - 嘎卜"的图片，我们还告诉他图片里的虚拟动物会发出"喔喔"的声音。从来没有人明确地告诉过他单词"嘎卜 - 嘎卜"和"喔喔"之间有任何关系。

然而，他却能够从这张关系图中的各个部分之间推断出这样的联系。现在，这就是个完整的三角形了。在两个已知的关系之上，我们推演出了六种关系（见图2.3）。

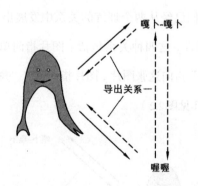

图 2.3　嘎卜 - 嘎卜发出"喔喔"音，一个完整的关系网

进一步来说，如果这些要素中间的某一项与某些令人害怕，或是与令人愉悦的情绪有关联的话，那么其他的相关要素也很有可能引起惊慌的或是愉悦的情绪。打个比方，假如这个孩子不小心被尿布别针扎到时，你说了"喔喔"，那么这个孩子就有可能在你提到"嘎卜 - 嘎

卜"或是看到嘎卜-嘎卜的图片时大哭起来。反过来，如果你在第一次给这个孩子糖的时候说"喔喔"，那么这个孩子就有可能会在任何时候听到"喔喔"这个声音的时候期待着能得到糖果。

到目前为止，我们已经讨论了这一同一性，在经过了长达25年的研究之后，我们仍然无法确定，非人类的动物是否能够在经过充分的训练之后，也能发展出这样的将同一性运用到任何事物之上的能力（Hayes & Barnes-Holmes，2004）。随着人类不断发展，人类已经学会了我们在本章前面就提到的多种关系结构，比如对比、因果关系等。至于人类是如何创造出这样的关系的，则是许多RFT研究的重点，而我们现在所知的就是，能够将这样一些关系模式教给那些还没有掌握的孩子们（Barnes-Holmes，Barnes-Holmes & Smeets，2004）。然而，我们现在的目的是要认清这样一个事实：人类思维对这些关系的思考是自然而然的。这在很大程度上改变了人类生存的这个世界。

每一种后天习得的关系都像图2.3所展示出的三角形一样，只不过会因为具体的关系而呈现出不同的联系罢了。比如，一个孩子能辨识对立关系，并且知道"frio"对立关系是"热"，以及"frio"也是"caliente"的反义词，那么不需要什么进一步的训练，他就会知道其他的相反关系（比如，caliente是冷的反义词）和组合的词条（caliente和热是相同的，而不是相反的）。如果这个孩子曾经被"热"水烫到，那么他可能就会避开"caliente"水，而不是"冷"水。

所以，这就是在第1章里看到的那样，为什么即便是美丽的落日也同样可能会给人带来痛苦。如果"痛苦"的反义词是"悲伤"的话，那么同样幸福也会让人们想起悲伤。二者之间是相互联系的。这也许能从某种程度说明为什么放松也会诱发悲痛（Schwartz，1995）。狗不知道怎样做到这一点，人却知道。

人类语言能力的优势

我们目前清楚地知道，像这样推演关系的能力可能只有75 000~100 000年这么长，而发展到更完备的形式的时间则更短。而书面语言则是这种将事物之间关系连接起来的能力的一种真正过渡，也只有5 000~10 000年，这还要看你以什么作为书写象征。从动物的角度来看，人类是脆弱而反应迟缓的生物。我们既没有大猩猩的力量、老虎的利齿、猎豹的速度，也没有毒蛇的毒液。然而，在最近的这10 000年里，我们却掌管了地球。为什么？我们认为答案就在这些相互关联的结构中。

现在，我们来做一个有趣的练习，以便阐明这个要点。

练习：螺钉、牙刷和打火机

仔细思考这个简单问题，留意自己的思维过程是怎样的。

假如在一块板上有一颗有槽螺钉，你想把它拔出来。只能用一把普通的牙刷和打火机作为工具，你会怎么做？花点时间想想，然后把自己的想法写在下面，就算不完整也没关系：

_____

_____

_____

如果你什么都没想到，请注意牙刷是塑料的（留意你现在的思维过程是怎样的，把自己的想法写在下面，就算不完整也没关系）：

_____

_____

如果你什么都没想到，请注意塑料是油做成的（现在把自己的任何想法写在下面，就算不完整也没关系）：

_____

_____

如果你还是什么有用的法子都没想出来的话，请注意塑料是可熔的（留意你现在的思维过程是怎样的）：

_____

_____

如果还是什么都没想到，那么请注意，塑料一旦熔化，就会变软。现在写下任何你可能会想到的东西：

_____

_____

如果还没有想到什么，那么请注意，柔软的塑料可以做成某种形状（留意你现在想到了什么）：

_____

_____

_____

如果你还是想不到什么，那么请注意，熔化的塑料一旦冷却后会变得非常坚硬。现在写下你的答案，如何用一把牙刷和打火机来拔除一颗螺丝钉：

_____

_____

_____

有效的方法如何使你备受煎熬

现在，我们满怀希望，希望你已经拔除了那颗螺丝钉，我们假设钉子不是钉得特别紧，而熔化的塑料能用得上力（假定牙刷的塑料柄被打火机烧得熔化了，趁它还柔软的时候插入钉子，然后待其冷却后拔除钉子）。现在看看你刚才思考的过程和写下的内容。

关注一下你的思考中是否含有这些特质：你在命名物体时注意到了其特质；你描述了短暂的（时间型的）和相互关联的关系（如果我这样做，那么……）；你对可预见结果进行了评估或比较。是否有时你似乎真的"看见了"你的想法。也就是说，你看见了牙刷，或是看见了正在熔化的牙刷柄。

通过这个练习，你就会明白人类，不管是好还是坏，会成为这个星球上的主宰生物的主要原因了。下列关系对于解决任何语言上的问题都是必不可少的：

- 事件及其属性；

- 时间和/或关联关系；

- 评估。

有了上述三种言语关系模式，我们就能思考未来、制订计划和评估比较结果。

但不幸的是，也正是这三种模式（而不是语言所包含的若干延展关系），给你带来了精神上的困扰。不过即使是事物的名称和属性，也会使你不禁浮想联翩。比如，你可能会因为记起或是讲述某段过去的创伤而痛哭失声。你可能会害怕刀子，因为你知道可能会受伤（不管这样的事情是从来没有出现过还是在你身上发生过）。

因为有如果……就会，或是其他的时序关系，你就可能会对并不一定发生的糟糕事态作出预期，你可能会担心将来发生的痛苦或是忧愁，或许你也会因为想到自己终有一死而焦虑不安。正是因为这些具有象征意味的时序关系的影响，大多数人在更多的时候，是用语言的方式在追忆过往，或是想象未来，而并没有活在当下。

而因为有了比较关系和评价关系，我们就会将自己与理想状态作出对比，甚至在自己本来已经够好的状态下，发现自己的不足。我们会觉得自己比别人处处不如，或是（也许这样也很糟）觉得自己比他人好得太多。我们害怕他人对自己的负面评价，即便这样的情形还从未出现过，于是在社交中我们就会变得内向。

这些过程都是非常原始的。看看一个六岁的孩子会怎样吧，读一读下面这则令人伤痛的新闻报道：

> 达尼亚，佛罗里达州，6月16日——一名六岁女童今日卧轨自杀，她曾对自己的兄弟姐妹说过"想去找妈妈"。有报道称其母因患不治之症而身故。（纽约时报，1993）

在两岁大的孩童中，不会出现自杀，但是稍微大一点，当我们能够思考未来和评估自己的想象的时候，就会有可能想到生不如死的情形。如果一个六岁大的孩子因为想要追随天堂的母亲而卧轨自杀，那么像你一样的成年人肯定更有可能会在心理上找到折磨自己的方法。

我们在这里想说的要点就是：人类会痛苦，从某种程度上来说，是因为他们是语言动物。如果真是这样的话，问题就来了：使人产生痛苦的语言技能对于人类机能而言却是太有用、太重要了，无法阻止它存在。那么这就意味着，痛苦是人类不可避免的状态，至少在我们知道如何更好地掌控语言赋予我们的技巧之前是这样的。

为什么语言会产生痛苦

通常在解决问题时，若是出现了我们不喜欢的情形，我们都指望着能避开，而且还会采取相应的行动。比如，我们不希望看到地板上的灰尘，就会拿出吸尘器。如果我们不愿意看见屋顶的裂缝，就会修理它。人类解决问题的方式可以这么概括："如果你不喜欢什么，那么就看看如何可以避免，然后就采取行动。"这正是语言学家们和我们刚才所描述的认知过程为什么这么有用的原因了。然而一旦我们将这样的策略运用到自己内心的痛苦之中，却往往会带来适得其反的效果。

压抑自己的想法

假如你产生了什么自己不喜欢的想法，你可能会用语言策略解决问题。比如，当这个想法出现时，你可能会尽力想要阻止自己去想。结果就会出现像众多文学作品里描写的那种情形。哈佛大学心理学教授丹·韦格纳（Dan Wegner，1994）已经告诉我们，你经常试图不去想的想法可能会暂时消失，但很快就会再次出现，而且频率更高。结果这个想法就在你的思维中变得更重要了，而且甚至还很有可能引起连锁反应。压抑自己的想法反而会让事情变得更糟。

练习：黄色吉普车

我们现在来做个小试验，看看是否能压抑自己的想法。

1. 在自己的脑海中想象一辆鲜艳的黄色吉普车的清晰画面。在过去的几天中，你曾有几次想到过这辆鲜艳的黄色吉普车？将你的答案写在空格处：_____

2. 现在拿出表，用几分钟的时间（最好是五分钟），尽自己最大的努力不要去想那辆鲜艳的黄色吉普车。要真的努力这么做。时间结束后再回到本页。

3. 在刚才的几分钟里，虽然很短，在你自己尽力不去想那辆鲜艳的黄色吉普车时，脑海中其实出现过几次这辆车，写下来。_____

4. 现在拿出表，用几分钟的时间（最好是五分钟），让自己的思绪随意飘浮。时间结束后回来这里。

5. 在刚才让自己思绪随意飘浮的几分钟里，虽然很短，你有几次想到那辆鲜艳的黄色吉普车，写下来。_____

如果你和大多数人一样的话，那么你想起这辆鲜艳的黄色吉普车的次数会随着时间的推移而上升。你也许可以压抑自己的想法，不去想它，但有的时候这样也行不通，想起它的时候反而频频出现。即便有的时候你可以在短时间内压抑住自己的想法，但却不能总是这样。

当压抑不住时，这样的念头出现的次数就有可能急剧上升。这并不仅仅是因为你想到了这辆黄色吉普车这么简单。在对比研究中，如果测试者知道吉普车，但没有被告知要压制自己的想法的话，他们想起吉普车的次数并不会上升。

当你不愿想起某事时，你会通过这样的言语规则来实现自己的行动："不要想X。"这条规则里包含X，于是就有可能激活起X，就像"嘎卜-嘎卜"的声音可能会激起人们想到某个虚拟的动物形象一样。因此，当我们要压制自己的想法时，我们不仅应该去想点别的什么东西，而且还必须控制住自己不去想为什么要这么做。如果我们想知道自己的努力是否奏效的话，我们应该谨记这一点，刻意地忘记就是提醒，焦虑的想法会顺势增加。

如果你有什么强迫性的想法或是焦虑的话，这个模式对你而言一定不陌生。研究表明，大部分没有强迫症的人会和那些有强迫症的人一样，不时地会冒出一些念头（Purdon & Clark, 1993）。那么区别在什么地方呢？部分答案可能就是，有严重强迫症的人在思考时总是会花上更多的力气不去想某些念头（Marcks & Woods, 2005）。如果告诉普通人不要去想某些念头，他们也会因为自己的负面想法而感到更加不快（Marcks & Woods, 2005）。

现在，我们就某个会令你感觉到痛苦的念头来做个练习。

练习：不要去考虑自己在想什么

任何心理问题都会和我们的思维纠结在一起，因此，如果你在心理上备受煎熬的话，那么可能有什么反复出现的念头会令你觉得痛苦。比如，你感觉到沮丧时，可能会想"我真没用，没人喜欢我"，或者甚至会想"什么时候才能摆脱这样的沮丧啊"？如果你患有广泛性焦虑症，你可能就会觉得"保持警惕是唯一安全的办法"。现在，找出让你眼下备受煎熬的某个念头。你可以把上面提到的例子作为范例。如果可以的话，将你的想法概括成一个短句或是一个简单的词组。在头脑中想好这个短句或是词组，我们就可以开始完成下面的练习了。

1. 在下列空格处写下令你感觉痛苦的想法。

　　　　　　　　　　　　　　　　　　　　　　　　　

2. 在过去一星期中，这个念头出现过几次？（如果不能确定的话，就写下接近的次数。）

　　　　　　　　　　　　　　　　　　　　　　　　　

3. 现在，再拿出表，在接下来的几分钟里尽自己的最大努力不要去想这个念头（同样的，最好是五分钟）完成之后回到这里来。

4. 在你刚才尽力不要去想这个念头的时间里，不管有多短，这个念头出现了几次，写下来。　　　　　　　　　　　　

5. 现在，再用五分钟的时间，让自己的思绪随意飘浮。完成之后回来。

6. 在刚才思绪随意飘浮的时候你有几次出现过这个念头？

　　仍然将答案写在空格处：　　　　　　　　　　　　　

在你想尽力压抑自己的想法时，你有什么感觉？是不是这个念头就变得没有那么沉重，没有那么重要，没有那么令人纠结了呢？还是变得更让人难以自拔，更加急迫，甚至出现的频率更高？如果你觉得自己的感觉是后者的话，那么这个练习阐明了一个重要的理念。那就是，想要消除自己不喜欢的念头是徒劳无功的。对比研究表明的结果与鲜艳的黄色吉普车的例子里出现的情形还不完全一致。这有可能是因为一直以来人们在长期的精神压抑中总是要抑制与个人相关的负面想法，而这些想法在平时出现的频率就已经非常高了。

对思维来说是怎样的，对情绪来说也是

这个过程对情绪具有同样的作用。如果你尽力让自己不要感觉糟糕的话，比如痛苦等，那么你不仅会更强烈地感受到这样的情绪，而且还有可能让之前不过是普普通通的事件刺激到你（Cioffi & Holloway，1993）。父母们都很了解这一点。比如小孩子因为太吵而令人心烦时，我们总是想不去理会，而吵闹的声音变得越来越烦人，最后，哪怕是一丁点儿心烦的事都有可能让人爆发。

情绪和思维之间的联系是同样的道理。研究表明当你想压制住眼下的情绪时，最终这个情绪会唤起你的思维，那么压制的办法就同时激发起了思维和情绪（Wenzlaff & Wegner，2000）。

比如，在你感觉悲伤时，你尽力不去想自己眼下的痛苦，例如朋友过世等。也许你会去听自己最爱的音乐，而不去想这个朋友永远都不会出现在你的生命中了。接下来会怎样呢？结果就是，当你悲伤时，你非常有可能想到自己的痛苦，最爱的音乐也有可能会令你觉得伤痛，让你想起过世的朋友。从某种意义上来说，你是通过回避自己的情感反而放大了自己的痛苦。

行为倾向和思维陷阱

最后，在行为倾向中也会出现同样的情形。行为倾向是指某些行为程序化到一定的程度时，即便只是想到这样的行为，都会引发一系列身体和心理的反应，使得我们容易按照刻板的方式而进行某些行为。

每一个业余高尔夫爱好者在最后轻轻推球入洞那一杆时，多数都不会忘记那有如梦魇般的结果。研究者们曾经让实验对象们在地板的某个定点之上抓住一只铅摆（绳子的一头系上重物），控制不使其晃动，特别是不要前后晃动。结果如何呢？铅摆反而有可能前后摆动，而不是左右晃动，只是因为有不要让其前后晃动的念头，反而刺激了肌肉向这样的方向运动（Wegner，Ansfield & Piloff，1998）。这样的状况在压力之下尤其明显，特别是当你不希望出现某种情形时。

如果你患有恐高症，那么这样的情形对你就不陌生了。当你从高处的边缘向下看时，你似乎感觉到了有某种无形的力量在推动你，让你站立不稳，越不想这样就越适得其反。如果我们对关于表现压抑的文学作品进行概括的话，可能想不到这一点：正是你的恐惧刺激了某部分的肌肉，使得你走向边缘，也使得你退缩回来。于是，你就感觉到了摇摇晃晃。

你在做什么

有可能你正在用语言上的"处理掉"作为自己的心理指导，希望能找到解决自己痛苦的办法。如果你翻开了这本书，那么也很有可能是你过去的努力并未完全奏效。（不然的话，你又何必翻开这本书呢？）你现在养成的解决和对抗痛苦的技巧，属于我们在以上练习中提到的以语言为基础的解决问题的行为方式。

让我们再仔细地审视一下这个问题。你采取了一些什么样的行动来压抑或是减少、消除、控制，抑或是对抗自己痛苦的想法、情感和身体感觉？回忆一下自己采取过的用来对付痛苦的常用方法。如果你是强迫症患者，你可能有过不停洗手的经历，也可能有过因为在回家路上余怒未消，晚上看电视时不停地转换频道来麻醉自己的简单举动。对此，你的应对行为可能是纯粹的心理行为，如压制想法或是保持理智；也有可能是身体行为，比如过度运动、习惯性地抽烟或者甚至会故意伤害自己，像割伤自己等，以此来减轻自己的痛苦。不管你采取什么方式（我们都会或多或少地采取某些行动），你都可以在下面的练习中将其进一步发挥。

练习：应对策略的工作表

请浏览下面的应对策略工作表，然后再回来看如何使用这张表格。在左边一栏中，首先写下某个令人痛苦的想法或是感觉（如果你愿意的话，可以从第1章里创建的痛苦清单中选择。如果现在有更痛苦的想法或是感觉愿意写下来的话，也可以写下完全不同的内容）。

然后，在第二栏里写下你过去使用的应对这些痛苦想法和感觉的某个策略。完成以后，在两项结果栏中对这个策略的效果给予评分。第一栏要求你评价这项策略在短期内的效果如何。也就是说，你从这个行为中得到了多大程度的解脱？在第二栏里，评价这项策略的长期效果如何。

想想看自己这些痛苦的想法或是感觉给自己带来了多少折磨。而你自己的应对行为是不是随着时间的推移而减轻了你的痛苦呢？每一项短期的和长期的策略都用5分制来表示，1分代表完全没效果，5分则是非常有效。现在，我们暂时只关注分值。本章后面会详细解释分值的含义。

比如，某人会在"痛苦的想法或是感觉"这一栏里写下这样的内容："我不知道活下去还有什么意义。"而这个人采取的应对策略可能是喝上一杯啤酒，观看体育比赛，或是尽力不去想这件事。采取看电视的办法，短期的效果值可以达到4分，但是接下来，这个念头可能会更强烈，于是长期的效果值就只有1分。

应对策略工作表			
痛苦的想法或是感觉	应对策略	短期效果	长期效果

应对策略日记

如果你发现自己不能确定采取过什么方式来应对痛苦，那么也许以日记的形式来记录信息是最好的方法了。你可以仿照下表的形式记录自己在心理上感觉到痛苦时，生活中所发生的一切。注意当时的情形（发生了什么事情使得你有难过的体验）；你特定的内心反应是怎样的（特别是想法、感觉、记忆或是身体感知）；以及接下来你采取的应对策略（比如，分散注意力，用自己的方式发泄出自己的反应，离开事发地）。用一个星期的时间，以这样日记的方式来列举出各项条目，你就会更清楚地了解自己使用了哪些应对策略及其效果如何。

应对策略日记记录	
日期：	事件：
痛苦的个体反应： （例如，想法、感觉、感知）	
痛苦/焦虑程度： （最开始出现的时候）	不痛苦/焦虑 非常痛苦/焦虑 1 2 3 4 5
应对策略： （我对自己的反应采取的应对方式）	
短期效果：	没有效果 非常有效 1 2 3 4 5
长期效果	没有效果 非常有效 1 2 3 4 5

逃避带来的问题——是双倍的

当你在内心运用语言方式，想着自己如何才能避免麻烦的想法或感觉时，却往往让事情越来越糟。造成这样的局面还有另外一个重要的原因：语言会提醒你可能出现的坏结果。假设你正在因为做某件有挑战性的事情而焦虑不安（比如，要演讲），你会想："我不应该紧张，不然可能会搞砸。"而想到失败就会引起焦虑感，就像是小婴儿被尿布针扎到时听到了"喔喔"这个词，自然就会害怕"嘎卜-嘎卜"一样：负面结果和眼下的事件被武断地联系在了一起。

因为担心表现不佳或是丢脸而感觉焦虑，是正常的反应。症结在于我们通过词汇之间的关系而随时将结果带入到眼下。比如，患有惊恐障碍会老是担心自己失去理智、失控、丢面子，或是死于心脏病突发，从而感觉到焦虑。而在某种程度上，因为他们将想象中也许会发生的可怕结果与当下联系起来，从而又让他们更加焦虑。如果你处在焦虑之中的话，那么你一定了解这样的情形会变成恶性循环。

鲨鱼池检测器

　　假如你现在正坐在一个满是鲨鱼的池子边上，身上绑着世界上最先进的调频检测器。此刻你的任务很简单：不要焦虑。如果你焦虑的话，座位就会翻过来，你就会掉入鲨鱼池中。

　　你觉得会发生什么事情呢？看起来你很有可能会感到焦虑。这和恐惧来袭时的情形一样：先是感觉到一阵担心，然后就会想象即将发生的恐怖情形，跟着对此作出反应，接下来就是，啪的一声落水，掉进了鲨鱼池。

逃避感受

语言在某种程度上造成了痛苦，是因为语言会导致感受的逃避。逃避感受是指尽力逃避自己感受的过程（如想法、感觉、记忆、生理感觉、行为倾向等），甚至通过这样的举动造成了长期的行为障碍（例如因为社交恐惧症而不去参加聚会，或是因为感觉沮丧而不肯起床，拒绝运动）。现今科学已知的所有心理进程中，逃避感受是最严重的一种（Hayes，Masuda et al.，2004）。

逃避感受有可能人为放大了我们在第1章讨论到的"眼前的痛苦"，它是"不在场的痛苦"的唯一最大的来源，正是因为逃避，阻碍了积极的行动。但不幸的是，这个策略进入了人类的语言中。原因很简单：语言很自然地以我们的行为为目标，而不仅仅是以我们的处境为目标（这一点我们将会在第5章加以阐明），所以我们没有办法通过对处境的控制来控制痛苦的情绪，因为任何处境都能够被武断地和痛苦联系在一起，因此激起了痛苦的感觉（就像上一章谈到的日落的例子一样）。

在思维中，规则的确是这样的："如果你不喜欢，就想办法摆脱，然后就能摆脱了。"而在内心里，这个规则又截然不同。更像是这样：
"如果你不想什么发生，就会发生什么。"在现实中，就变成了这样，
如果你不想焦虑，就会更焦虑，并且生活会越来越窄，越来越受限制。

现在回过头去，看看你的应对策略工作表。如果你和大多数人一
样，应对策略的重点都在自己的心理进程中。那么，通常情况下，这
些应对策略会在短期内有助于你的心理，但从长期来看是没有什么效
果的，甚至还让情况变得更糟。

现在，考虑一下，出现这样的状况有可能是因为你现在采取的应
对策略实际是回避自己感受的做法。你采取的特定措施就是想要尽力
阻止自己去感受自己当下的感受，思考自己正在思考的想法。通过做
分散注意力的事情来尽力回避痛苦的想法或感觉，用理智与自己的想
法作战，要不就是通过控制类的药物来麻痹自己的感觉。如果你现在
正承受着痛苦，就有可能会花上大量的时间来采取这些分散注意力的
应对策略。那么同时，你也就谈不上拥有什么生活了。

为应对策略工作表评分

在你回头看工作表时，可能会发现自己在"短期效果"这一栏里
的得分相对较高，而在"长期效果"里的得分相对较低。这是一个危
险的陷阱，因为短期效果比长期效果给人的印象深刻，而这些解决问
题的策略在生活中的大部分领域中都会有短期效果。你所采取的应对
愤怒、焦虑或是沮丧的方式，可能在短期内能让这些感觉消失；不然
的话，你也不会这么做了。但是，长期效果又如何呢？你所采取的应
对策略从长远来看，在多大程度上改变了你的处境？

如果你此时正阅读本书，那么我们猜想，这些策略对你的长期影响相当少，甚至没有。而由于这些策略的短期效果，你现在日常生活中的行为已经深深地受到了影响；令人难过的是，从长远来看，你并没有得到任何解脱。

正如图2.4所展示的那样。人类拥有一个痛苦的核心，因为生活不可避免地会遇到困难，比如疾病、需求、损失等，但语言却使我们不断夸大这些痛苦，结果使人类备受折磨。就像图2.4里黑色中心周围的圆环一样，我们通过认知上的纠缠和回避来扩充了痛苦的核心。

当我们尽力想要逃避某种痛苦的想法、感觉或是身体上的感受时，这样的感觉反而变得更重要，更有可能比以前来得强烈和频繁。因为逃避也意味着我们确实把害怕的感觉放在了心上，感觉更真实，更让人难以摆脱。结果就是，"眼前的痛苦"加剧了。而在我们内心苦苦挣扎的同时，生活也就被忽略了。接下来，"不在场的痛苦"也加剧了。中心的黑点变得越来越大。

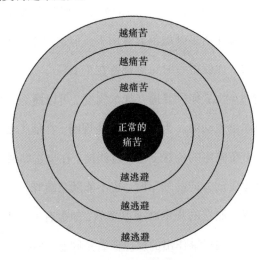

图 2.4　越逃避，越痛苦

思维列车

不幸的是，我们并不能轻易地控制这一过程，因为这和我们平时对语言的使用紧密相关。人们总是"按照自己的思维模式生活"，也就是说，以语言进程为基础和世界发生联系。可以把按照自己的思维模式生活和坐火车相联系。火车有自己的轨道，按照轨道行驶至目的地。如果轨道铺设到你想去的地方，那么一切都好办。但如果你的生活真的是正在朝你想去的方向前进的话，你可能永远也不会停下来读这本书。如果你想要的生活"脱轨"了，那么你也只有一个选择：你必须知道该如何下车……至少该有这样的时候。

乘着思维的列车前进，已经变成了一个自动的过程。你相信思维呈现给自己的各种想法，自然而然地就会想到要让列车继续运行下去：你学会了语言、学会了如何表达、推理和解决问题。一旦这么做了，思维的列车就变成你生命中永远存在的东西。现在，你无法让自己不思考和不产生想法——思维的列车会继续行驶下去，从某种程度上来说，语言在诸多领域都太有用了。但这并不是说，列车只要不停地行驶下去，你就得每时每刻都待在车上。

在现实的列车上，你只要遵守规章制度，可以愿意乘坐多久就多久，在旅途中你是主动的。为了遵照这些规则，在他人要求你时，你得出示车票，坐在固定的位置上，不得调换，在坐过站或是发现坐错了并不是自己想去的方向的列车时，也不能随意喧哗。

而思维给我们制定的规章制度很简单，却很有力：要么遵循，要么违反。你对自己的思维作出的反应要么是同意，要么是抗争。不幸的是，不管采取哪一种行动，你都在心里接受了自己的思维，而没有把自己的思维仅仅看成一个有联系的正在进行的过程，思维是以相关联的事物作为基础来进行反应的，所以它才"确实是"正确的或是错误的。

如果你按照自己的思维来行事，那么你就是"乘上了思维的列车"。就是说，你会单纯地对呈现在自己脑海中的想法所涉及的事实作出反应。不管是同意还是反对，都在规则之内，因此作出反应并不能使你下车。反过来，如果你打破规则，才会发现自己脱离了思维的列车——难道你不愿意乘坐一辆可以随时上下车的列车吗？

要知道会有什么样的体验，你还得自己亲身经历才行，而不只是坐在那想想而已。要知道跳下思维的列车会是什么感觉，你就得自己做做看。你得打破思维给你设定的条条框框。那么你要如何才能跳下这辆车呢？好吧，这就是本书的内容。在此刻，我们想要说的就是，只有你跳下了列车，双脚站在地面上，才能够更好地看清该选择什么方向，才能以自己的价值去生活，而不仅仅是乘坐在自己语言控制的列车上。

掌握这一点需要一些时间，但这是我们要前进的方向。

3

逃避的力量

现在你可能觉得自己正和一个又大又丑的怪物进行拔河比赛（不论你是在对抗抑郁、焦虑、身体上的痛苦、悲伤的记忆，还是其他什么不利的处境），看起来你不可能会赢。你越是用力，那怪物也就越使劲。有时候甚至你会觉得在你和怪物之间有个无底的深渊，一旦你输了，就会掉入深渊，万劫不复。于是你用力拔啊拔，越来越用力，希望能找到不同的方法、更好的方法、更强的方法来对抗。你试着站稳脚跟找到更好的使力点，或是想要绷紧自己的肌肉。你不停地期望有方法能奏效。现在我们来假设让你做点截然不同的事情。也许你的任务不是要赢取拔河比赛的胜利，而是要找到丢开绳子的办法。

我们为什么会做无用功

不快乐的人好好看看自己的行为，就会很容易发现自己逃避感受的方法是没用的。回想一下你在第2章中完成应对策略工作表时发现了什么，现在已经很清楚了，你采取的逃避自己痛苦的行为从长远来看并没有什么效果。如果有用的话,你现在也不会读这本书了。问题就在于,人们很难承认逃避的行为没用。有五个原因造成了人们难以接受真相:

1. 控制行为在生活中的其他方面非常有效(身体以外的世界),所以你认为这也能运用到自己的思维和感受中。

这一点很容易理解。比如,在下面的空格处,列举出在外部世界里,用有意识的方法成功解决问题的例子:

_____

_____

_____

很有可能你会举出一些用来控制外部世界还挺有效的具体例子。

2. 你总是被教导要控制自己的想法和情感。比如,当你还是孩子时,可能就有人告诉你:"不要哭了,不然我会狠狠教训你的。"要不就是"男子汉不流眼泪",或者是"不要害怕,只有娘娘腔才害怕呢"。

现在,想想自己还是孩子的时候,看看是不是能记起什么别人给你传递的信息,说你能够很轻易地就控制住自己的情绪和想法的。如果能记得起来的话,在空白处写出来:_____

_____

_____

_____

3. 当你还很小时,你周围那些叫作"成年人"的巨人们看起来好像都能控制自己的想法和情感。比如，你可能会时常感觉到害怕，而好像爸爸看起来就从不会害怕；你可能会常常大哭，但你周围的成年人却几乎不会大哭。这些事实，和上面提到的第2点结合在一块儿，就可能会让你在内心得出这样的结论：你应该能够控制自己的害怕或是悲伤的感觉，因为其他人都能很成功地进行这样的控制。其实这并不意味着你真的学会了控制自己的情感，而是有可能说明你学会了在自己的真实感受面前保持安静，这样其他人就不会因为你的情绪而觉得困扰了。

如果你的体验和这样的描述接近的话，那么在下面的空白处，尽量列举出其他人是如何显得更自信、更冷静或是更快乐，更能比你控制自己内心状态的例子来：

_____

_____

_____

再稍微长大一些，我们就知道所谓的其他"成年人"可以控制自己情感的想法不过是假象而已。比如，我们长大一些，就可能会知道爸爸也不是真的这么"冷静"。他可能有酗酒的问题，而你作为孩子是不能完全理解的，要不就是他靠服镇静剂来应付。要不就是，当你成年时，你会了解到，学校里的孩子在外表上看起来都挺好，可在内心里却充满了挣扎，就像你现在的处境一样。

现在，看看能不能记起来自己什么时候第一次意识到，那些在自己小时候看起来好像没事儿的人，实际上也在苦苦挣扎。

在这里写下这样的时刻：_____

_____

_____

4. 在你成长的过程中，你会不断地接收到这样的信息，健康状况良好和赢得幸福取决于个人没有遭受过痛苦的体验。比如，想想你在生活中看到的那些商业广告，像是啤酒、香烟、心理药物、休闲度假、豪华轿车、时尚衣服等。是不是许多这样的广告都传递了这么一个信息："幸福就等同于没有痛苦的想法和感觉——如果你购买了该产品，你就会感觉更棒，更接近幸福？"

想想自己能不能记起这一类的媒体信息，把这些信息或是商业广告写下来。然后回答这样一个问题：到底这些信息是想让你逃避什么样的感受？_____

_____

_____

5. 有些时候，好像控制自己不想要的想法和感觉真的在短期内还挺有效。比如，你可能会时常觉得自己没用，为了打消这样的念头，你变成了一个工作狂。可能这样看起来是解决了觉得自己没用的问题，但总的来说，过度的工作却加深了这样的感觉。整个过程从某种程度上来看被强化了，正如我们在第2章里讨论到的压制想法的例子一样。如果你有什么隐秘的感觉而又要故意掩盖的话，那么不管你做什么来消除这种糟糕的感觉，可能实际上是开始在提醒自己"在内心深处我有些什么不对劲"。

如果你想要用自己的成就来掩盖痛苦的感觉，你可能知道工作狂会有什么结果。当你因为自己的成就而得到掌声时，你可能会觉得自己好像在欺骗其他人，因为你知道在自己平静的外表之下到底是怎么回事。你可能会想："别人还不知道真相。"即便是积极的回馈（虽然在短时期内会让人感觉良好）也不过只是带来空虚的光环罢了。这就是我们有时候说的"冒充者综合征"。愚弄他人并不会有什么效果，一部分原因就是有谁会相信傻瓜的观点呢？

如果你有这样的感受，请列举出什么时候你只是为了他人的掌声而去做某事，而从长远来看于自己并无益处：

_____

_____

_____

逃避感受也可能不起作用

有两个原因会使人们陷入逃避自己的感受中不能自拔。第一个原因来源于这样的准则"如果你不喜欢什么，就要避免什么"，这条准则在外部世界中非常有效。第二个原因则是逃避感受所带来的短期效应，也就是说，将这条规则运用到我们的个人体验中，也常常很管用。而逃避感受的系统能在整体上发挥效用，关键在于我们人类的语言在处理外部世界时是以下列要素为基础的："如果你不喜欢什么，就要避免什么"的准则和逃避感受的短期效应,以及将此准则用于我们的个人体验时常常奏效的状况。

比如,假设有某人怕蛇。他的朋友们都打算去动物园玩,而这个人不想一起去。他担心朋友们会去参观蛇展馆,到时自己不知如何应对。虽然他也想和朋友们一起,也愿意到动物园去看其他的动物,但最终,他还是找了一个借口不去。现在想象一下这个人会是什么情形,然后回答下面的问题,在右边圈出答案。

- 在他找到不和朋友们一块去的借口时,可能马上会有什么感觉? 放松或焦虑
- 像这样避免去动物园(逃避感受)的事情下次发生的可能性大吗? 大或小
- 他的这种恐惧会加深还是减弱? 加深或是减弱

答案是什么难道还不清楚吗?不然还会有什么答案呢!

你的处境就和这个人的体验类似。每次当你采取特定的行动想要避免什么负面的个人伤痛时,你就开始了与上面问题提到的相同的一整套反应。在你不用面对痛苦的想法、感觉或是生理上的感受时,有可能会立刻感到放松。而放松的感觉又会强化你的愿望,想要在下一次应对痛苦时采取同样的策略。然而,每次你这么做,实际上都是在给自己的痛苦,也就是给自己痛苦的想法、感觉或是身体上的感受赋予更多的痛苦。

　　想想这样的可能性,虽然看起来不大可能发生:并不是逃避自己的感受没有起到作用——而是这样的策略不会起作用。逃避只会强化任何你想避免的东西的重要性——换句话说,当你想要避免处理问题的时候,问题变得更严重了。

中国指套

　　我们所说的情形就有点像你小时候可能玩过的中国指套(见图3.1)。指套是编织好的有食指粗细的一截管子。将两只食指插入其中,一头一只,在你往后拉伸时,管子会收紧。你越用力,管子会变得越细,你的指头就会被收得越紧。如果这个指套做得够结实,一旦收紧了你的指头,你要想拔出来的话还得用大力。相反的,如果你向管子里推进,虽然指头还在里面,但至少还有可以活动的余地供你伸展手指。

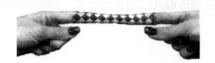

图 3.1 中国指套

现在，假设生活就像一个中国指套。那么，问题就不是如何从管子里出来，而是你希望在生活中到底有多少"回旋余地"。你越是挣扎，行动就越是受限制。如果不再挣扎，你会有更多的自由来进行新的选择。

那么，你该怎么办

首先，让自己休息一下。鉴于早前我们讨论过的各种因素，你一直都在采取逃避自己感受的策略也没什么好奇怪的。你所做的正是所有有逻辑、有理智的人学会要做的事：关心自己。这场游戏是不公平的，只是你不知道它不公平而已，而方法不管用也并非你的错。如果你在被人动过手脚的轮盘赌上下注，肯定是要把钱都输光的。而你和自己的痛苦面临的情形也就和这接近。所以，现在勾画出你愿意尝试让自己休息一下的办法。

- 我愿意接受这种可能性：逃避的策略从来都不管用。
- 对自己一直尽力地艰难应对痛苦，我深表同情。
- 当逃避的方法不管用时，我再也不会责备自己。

现在，列举出任何你可能想到的让自己休息一下的办法：

_____

_____

_____

责任和反应的能力

其次，接受自己的反应能力。在接受"责任"和接受"反应能力"之间有一点细微的但是至关重要的区别。接受"责任"经常意味着责备。责备是我们在想要激励他人改变自己的行为或是做出正确的举动时所采取的行动。但是接受"我错了"这样的想法就真的能促使人改变吗?

练习:责备游戏

在下面的空白处,写下你自己经历过的因为负面的事情而责备自己或他人的例子。然后,以1~10分来评判这些例子在敦促自己过上更有活力、更有意义和更自由的生活上起了多大的作用。(在分值中,1分代表根本没作用,10分代表发挥了最大作用。)

责备的例子	为生活创造活力的 有效度评估 (1~10分)

在你的生活中,有多少次是因为负面的事情责备自己或他人而感觉到充满了活力和力量,因而得到高分的? 我们敢肯定,在你玩这个责备游戏的时候,你不会感觉到特别有力量。如果你持续得低分,那么这有可能是因为责备对你而言并没有什么效果。如果责备没用的话,那么很显然,你需要点别的法子。

而另一种方法接受反应能力,则意味着承认自己有反应的可能性。这项能力与责备无关。从最大的程度上来看,你的痛苦不是任何人的错；所有正常的人类都会将痛苦自动地与语言系统结合起来。即便是在最极端的情形中（比如强奸或是乱伦），当另一个人确实对你有意地施以罪行，你仍然拥有对痛苦的反应能力。

看起来好像是有两个在控制你痛苦的收音机指针。一根标着痛苦，你一直也在尽力要把这个指针调到最低水平，但看起来没什么用。而另外一根指针在收音机的背面，你还不知道它的存在。它是用来显示你用了多大的努力来和痛苦抗争，你又尽了多少力来控制自己的痛苦。我们现在猜想，你认为自己在开始读这本书时，就应该学会控制这根不舒服的指针，但你的实际经验告诉你究竟是谁在控制这根指针呢？是你自己设定了这根指针吗？你能把自己感受到的痛苦"调低"到期望的程度吗？

再次，考虑解决自己困境的可能性。到目前为止，很有可能你从来就没有试过一点不加以控制地去感受自己的想法和感觉。我们此时的目的就是想要告诉你，当你放弃去控制那些不想要的想法和感觉时，会发生什么事情。

这样做并不容易，因为控制是人类意识中已经编好的程序。此刻，我们只是希望你真的开始认真审视一下自己的感觉。在接下来的两周里填写下面的表格。你可以复印这个表格，这样每天都可以有新的表格来填写，这样每天才可以更新每一行的内容，将自己每天的观察填入复印表格中。一天结束后，为以下三项进行评分：

1. 这一天感受到了多少心理上的痛苦（如果你的痛苦起源于某个具体的问题，比如焦虑或是抑郁，那么就更精确地表示出来，而不只是词汇"痛苦"）。在为每天的情形评分时，用1分表示不痛苦，100分表示非常痛苦。

2. 在为每天的痛苦评分后，评估一下自己需要花多大的努力才能控制住这一天感受到的痛苦。用同样的评分制，1分代表不需要什么努力，100分表示需要非常大的努力。

3. 最后一步是评价这一天过得怎么样。也就是说，如果每天都和今天一样，你的生活中有多少活力和生命力？同样，用1~100分制来评估。

练习：判断自己的感受：看看什么有效

日期	痛苦	努力	总体成效

今天有没有需要记录下来的痛苦事件？＿＿＿＿＿＿＿＿＿＿

日期	痛苦	努力	总体成效

今天有没有需要记录下来的痛苦事件？＿＿＿＿＿＿＿＿＿＿

日期	痛苦	努力	总体成效

今天有没有需要记录下来的痛苦事件？＿＿＿＿＿＿＿＿＿＿

日期	痛苦	努力	总体成效

今天有没有需要记录下来的痛苦事件？＿＿＿＿＿＿＿＿＿＿

日期	痛苦	努力	总体成效

今天有没有需要记录下来的痛苦事件？＿＿＿＿＿＿＿＿＿＿

日期	痛苦	努力	总体成效

今天有没有需要记录下来的痛苦事件? _____

日期	痛苦	努力	总体成效

最后，要认识到控制有可能令人沮丧。如果在上一个练习中你发现自己花费了太多的精力与痛苦作斗争，但是却并未在这样的挣扎中有所斩获（感觉到自己的生命得到了拓展），那么这有可能意味着你所做的努力并没有如想象中的那般有效。是的，长期以来的训练让你相信这是自己所知的唯一正确的做法。

不去控制并不需要费多大力气，但是要想不控制（不要想着用控制的方法）却很难做到。这很让人困惑，也许会让人觉得沮丧。这和你头脑中的"语言机器"所熟悉的那一套可不一样。

这就是为什么你有必要慢慢地、仔细地将本书中的每个练习都完成的原因了。要摒弃那些无用的控制自己思维和感觉的做法，采用本书里谈到的方法，需要你付出勤奋、诚实、怀疑、迷惑和同情。这条路并不好走，而走上这条路的最重要的助力正是你的痛苦。只要一想到那些自己已经徒劳地花费在要控制自己的痛苦和避免负面体验上的那些时间和精力，再看看令人痛苦的结局，你就会发现，是时候采取一些截然不同的方法了。

继续前进

在生活继续下去之前，你需要审视一下自己目前的状况。前几章的练习正好会对此有所帮助。你需要体会一下一直以来困扰你的是些什么想法、感觉和身体感受。并且,同样重要的是,你也应该意识到自己在应对这些想法、感觉和身体感受时都采取了一些什么习惯性的应对策略。

此刻,要采取任何截然不同的做法都是不明智的。事实上,我们建议你什么都不要改变,而是要尽力多关注自己现在所做的一切,以及更关注这些行动的实际效果究竟怎样。

练习:你现在的感觉和想法是什么?

我们已经发现,当人们开始更留意自己的体验,而不是逃避或掩饰时,那么,那些曾经埋藏在意识之阈下的体验会不时地浮现出来,进入意识领域。因此,在本章结束之际,如果你现在有任何痛苦的想法和感觉促使你拿起这本书,那么在下面的空白处写下来。如果你开始感觉到有什么东西一直埋藏在表面下的话,就抓住这个机会将此描述出来,用列表的方式写在自己平时能看得到的地方。

_____

_____

_____

在接下来的章节中,我们会开始探讨如何采取不同的方法来应对你长期以来挣扎的痛苦。不要指望自己可以在一夜之间掌握这些新技巧,这需要时间。对成功的评价有且只有一个标准:你自己的体验。我们并不是让你"闭着眼睛乱买东西"。我们也不是让你相信我们提供的方法,而只是希望你能尝试我们列举出来的新建议,效果则由自己的亲身体验来作判断。

4

放轻松

在开始阅读本章前，拿出表，找一个可以在一分钟内不受干扰的地方坐下。深吸一口气，尽力屏住气。然后，在下面写下自己可以屏气的时间：

我可以屏气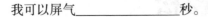秒。

我们会在本章稍后解释为什么要这么做。

在开始的两章里，我们审视了你现在的痛苦和为之所做的努力。我们描述了由于语言的作用而产生的一个内在陷阱，这是人类思维中的一个天生隐患，这样的隐患在我们将思维和语言运用于个体体验时尤其突出。我们把这个陷阱称为"逃避感受"。我们试图审视逃避感受是否也是你现有应对策略的一部分，我们也分析了在通常情况下逃避感受是没有什么用的。在第3章中，我们发现没用的策略反而是人们在应对心理痛苦时常见的和合理的反应，基于此，我们分析了五个原因。

由始至终，我们都在表明，除了逃避感受之外，还有别的办法。也就是人们常常说到的积极态度、接纳心态或是放松心情。在本章，我们希望能够更详细地讨论另外一种应对方案。我们会解释为何接纳心态这么重要，会让你有机会用一些非常简单的方法来体验到什么是接纳。我们不会马上就向你展示这些信息，不然的话，你就会马上把它用于最困扰自己的问题上了，而是让你先读完这一章。

这些简介是为接下来的道路所做的铺垫。在你能够积极地将接纳心态成功地运用于自己的生活之前，你得好好理解自己思维运转的模式，以及理解思维是如何影响自己的行为，还有自己是如何解读这一系列行为的。在接下来的章节中，你有很多机会可以对此进行研究。

接纳心态（我们也常常说这是一种积极态度）是你曾经听说过或是体验过的一种技巧，肯定是你能够学会的。遗憾的是，你的意识学不会，这就是为什么要更多地学习一些技巧，才能将其运用于生活中的原因了。毕竟，你的思维会意识到你现在读的东西。但是，在这方面，思维并不是你的盟友。

越是不想，就越是会发生

在第2章中，我们讲到，也许对个人体验来说，是这样的规则："越是不想发生的事情，就越是会发生。"我们想表明，这条规则对于你在处理自己的痛苦时非常重要，虽然我们还没有指出其重要性何在。现在，我们一起来看看人类的思维对这样的状况是如何处理的。

让我们假定这条规则成立（即越是不想发生的事情，就越是会发生）。鉴于你已经受尽了折磨，那么从情理上来说接下来要怎么做才能把这条规则运用在你的痛苦中呢？现在花点时间来写下你脑海中的想法。

如果负面的体验会减弱甚至消失，那么你和大多数人一样，会开始考虑自己有多愿意体验这些负面的感觉。比如，你有焦虑的问题。讨厌自己现在焦虑的状态。而你又正好读到一条规则，声称可以应对这个问题。这条规则是这样的："越是不想发生的事情，就越会发生。"那么这对你的焦虑来说意味着什么？以下是我们的思维在语言机器下最擅长的推测。

"嗯。那么，如果我不想焦虑的话，我就会变得焦虑。我想这意味着如果我愿意去焦虑的话，我反而可能不会焦虑了。我讨厌这么焦虑，所以我应该尝试一下。我要尽量让自己更愿意感觉到焦虑，那么我就不会焦虑了。"带着这样的想法，你完全无法从中解脱出来，因为如果你只是因为想少一点焦虑而更愿意去感受焦虑的话，那么你并不是真的愿意去焦虑，于是你就变得更焦虑了！

这并不是什么心理呓语。再读一读这个句子。是的，听起来自相矛盾，但矛盾里似乎蕴含着真理。这些句子阐明了一个周而复始的过程，这个过程是由于强迫自己的意识去做无法做到的事情而出现的。因为你的"意愿"在这里的真实感受是不要焦虑，而你也尽力想要跳出各种精神的陷阱来避免焦虑。但这和想要真正地感觉焦虑是不一样的。

这就是为什么我们会说能帮助你解决痛苦根源的方法很难掌握的原因了，不是说需要你付出多大的努力，而是因为方法本身需要技巧。正是因为这个原因，我们在此列出了积极态度这一概念，我们还会涉及不少其他内容，然后再接着谈如何将其用于应对你的痛苦的话题。

接纳心态和积极态度

"Accept（接纳）"一词来源于拉丁文中的"capere"，意为"拿来"。接纳心态是一种接纳或是"获取已有的东西"的行为。有时，在英文中，"接纳"一词意味着"容忍或是放低自己"（正如人们会说"哦，天哪，我想我只好接受了"一样），而这还不足以表达其含义。"接纳"还更多地意味着"完全接受，此时此刻没有质疑"。

我们用"自愿"一词来作为"接纳"的同义词，这也体现了接纳的意义。"自愿"是英语语言中最古老的词汇之一。来源于古老的词根，意为"选择"。因此"接纳心态"和"积极态度"可以用来回答这样的问题："你会接纳本来的我吗？"接纳心态和积极态度恰好是努力控制的反义词。你还记得我们在第3章里谈到的那根收音机背面的指针吗？现在你已经知道它的名字：积极态度的指针。

关于"接纳本来的我"的真实意义，我们接下来加以阐释。

在我们的上下文中，积极态度和接纳心态意味着通过感知自己的感觉而对其作出积极的反应，确切地说，就是像伸出手去感受羊绒毛衣的质地一样去感知自己的感受。这就意味着要通过自己的思考来对自己的想法作出积极反应，就好像是在朗读诗歌时感受词句的流淌、演员排练台词时感受剧作家的创作意图一样。

采取积极态度和接纳心态意味着通过回忆自己的记忆来对其作出积极的反应，就像是陪着朋友去看自己看过的电影一样；还意味着通过感知自己的感受来对自己的身体体验作出积极的反应，就好像是通过清晨的全身伸展运动来感觉自己的身体一样。积极态度和接纳心态意味着你应该对自己、自己的过去，以及你的人生规划采取温和而关爱的方式，这样你才会更有可能体验到自己的感受，就好像是手中握着易碎的物品，凝神静气地观望它一样。

采取积极态度的目的并不是让自己感觉更好，而是让自己对当下的生命力持有更开放的态度，更好地朝自己重视的方向前进。换个说法吧，采取积极态度的目的就是要更完整地感受涌向自己的所有感觉，甚至——特别是——糟糕的感觉，这样，你才能够更完整地去生活。从本质上来看，采取积极的态度并不是要尽力感觉更好，而是要学会如何感觉更好。

采取积极态度和接纳心态，就是将自己的指头轻轻地放进中国指套里，这样才会在生活中有更多的回旋余地，而不是想要把指头从陷阱里拔出来（见图3.1），徒劳地挣扎着去逃避自己的感受。积极态度和接纳心态意味着留给自己足够的呼吸空间。

通过采取积极态度和接纳心态，你就打开了自己房间里的所有黑暗角落和窗户，亮光和新鲜的空气就进入了之前是黑暗和封闭的地方。只要有积极态度和接纳心态，哪怕在自己想要前行的道路上布满了泥沼，你也能把这泥潭般的痛苦过往留在身后。

采取积极态度和接纳心态意味着，你将发现：自己就是天空，而不是白云；自己就是大海，而不是波涛。还意味着，你发现自己可以博大到容纳自己所有的体验，就像天空可以容纳任何云彩，大海可以容纳任何波涛一样。

我们并不指望突然用诗意的比喻就让你变得有所不同，但是所传达的意义也许会让你了解我们在本书中所推行的接纳心态的目的所在。

如果你发现自己的思维中有赞同或是抵触的想法，那么要对自己有这些想法心存感激。在整个过程中，你的思维都可以随时参与，但积极的态度和接纳心态是一种状态，是永远不可能通过思维来学会的。幸运的是，你除了具有联系和象征技能外还拥有这样的状态（见第2章）。就算是你的思维无法学会如何去自愿和接纳，你也能学会。

为何要采取积极态度？

积极态度值得一试，其中一个原因就是科学文献一直以来都明白地向我们展现出了其价值所在，以及其反面行为——逃避感受的危害。本书不讨论愤怒、抑郁、焦虑、药物滥用、慢性疼痛（或是其他任何在现代生活中常见的困扰和混乱的形式），其原因就是我们希望能教你一整套可以广泛应用的技巧，从而能使你通过治疗过程或是个人的努力来改变你的生活。

首先我们来回顾一下大约10年以来关于逃避感受的资料（Hayes et al.，1996），从那时起，这样的信息就数不胜数。我们只需涉及几个领域，就能看出这个过程应用在心理痛苦的治疗上是多么广泛。

身体上的痛苦。事实上，慢性疼痛，生理病理学（对身体伤害的客观评估）的每一个领域都和疼痛的程度、身体机能减弱以及残疾几乎没有任何关系（Dahl et al.，2005），而且疼痛的程度与身体机能的功能状况之间的联系也微乎其微。身体机能的状况取决于（a）你愿意体验痛苦的积极态度和（b）在体验痛苦时你所采取的积极行动的能力（McCracken，Vowles & Eccleston，2004）。这正是本书致力描述的过程。培养人们如何接纳痛苦和如何看待痛苦或是"减缓"自己对痛苦的敌意态度（见第6章），这些都能大大增强人们对痛苦的忍耐度（Hayes et al.，1999），并且能降低由于痛苦而造成的机能无力的程度和减少请病假的时间。

身体创伤、疾病和残疾。在头部创伤、脊椎损伤、心脏病和其他领域的身体疾病或创伤中，生理病理学都不太能有效地预测出康复的成功程度和长期的机能无力状况，能够预测的只是病人对处境的接受状况和对自己的困境愿意采取的负责任的积极态度（Krause 992；Melamed，Crosswasser & Stern，1992；Riegal，1993）。

在像糖尿病这一类的慢性病中，你对由于疾病而引发的难过的想法和感觉的坦然接受，以及你在这些想法和感觉出现时所采取的积极行动，都能够预见到对这样的疾病会产生良好的自我控制（Gregg，2004）。其他和健康相关的如吸烟等问题，也会产生同样的效果（Gifford et al.，2004）。ACT 通过改变你对病痛接纳的积极态度以及解放你的思维，使得你能对健康更好地加以掌控，并且能朝着对你个人来讲最有意义的方向前进（Gifford et al.，2004；Gregg，2004）。

焦虑。不愿意焦虑反而会引发各种形式的焦虑（Hayes，Strosahl et al.，2004）。比如要面对同样程度的生理学上的刺激时，逃避感受的人比愿意坦然面对焦虑的人更有可能感受到恐慌（Karekla，Forsyth & Kelly，2004）。尤其是当逃避感受的人积极地想要控制自己焦虑的时候就更是如此了（Feldner et al.，2003）。

在那些习惯拉扯自己头发的人中间，从那些并不逃避自己感受的人来看，逃避感受的人一定是更经常和更用力拉扯自己头发的人，他们更缺乏控制冲动的能力，更多地会感受到拉扯头发带来的痛苦（Begotka，Woods & Wetterneck，2004）。

患有普遍焦虑障碍的人更有可能出现程度更高的感受逃避（Mennin et al.，2002），而他们所承受的焦虑以及受伤害的程度都与他们逃避感受的行为相关（Roemer et al.，2005）。哪怕只是稍微进行一下接纳心态的训练，都会大有裨益。比如，只是10分钟的接纳心态的训练就能让患焦虑恐慌症的人更能面对焦虑；而分散和压制注意力的训练却没什么效果（Levitt et al.，2004）。类似的，对那些焦虑的人，告诉他们简单的 ACT 接纳心态的比喻，即那个中国指套的例子（见第3章），就比让他们做反复的呼吸训练更能有效地降低逃避和焦虑的症状，以及焦虑的想法（Eifert & Heffner，2003）。

童年时期的折磨和创伤。童年时期的折磨在某种程度上会造成现在的痛苦，但是实践积极的态度会缓解这一状况（Marx & Sloan）。换句话说，如果你不愿意感受童年时期的折磨所产生的记忆、想法和感觉的话，作为成年人的你就陷入了慢性的痛苦中。但是，如果你愿意再次感受这些想法、记忆和感觉的话，过去的历史对你的生活所造成的打击就会大大降低。研究表明，随着时间的推移，人们在首次面对同等程度的创伤后的压力时，那些愿意感受自己个人体验的人，随着时间的推移，其创伤后的压力会更小（Marx and Sloan）。

工作表现。那些在情绪上更愿意体验负面情绪感受的人，随着时间的推移，精神上会更健康，工作表现也会更好，其产生的效果远远大于工作上的满足感和情感智力所产生的效果（Bond & Bunce，2003；Donaldson & Bon，2004）。

滥用药物。试图避免负面的个体体验，最典型的结果就是引起药物滥用（Shoal & Giancola，2001）。药物滥用者越是相信药物或酒精能减轻负面的情绪，他们也就越有可能旧态复发（Litman et al.，1984）。

抑郁。超过一半以上的抑郁症状都可以归结为缺乏接纳心态和积极态度（Hayes，Strosahl et al.，2004）。

这样的讨论还可以再持续好几页，还可以涉及更多的领域，但也许以上的例子已经可以说明问题了。科学文献里有大量的证据表明，从人类心理机能作用的各方面来看，不论有什么样的情绪都要用积极心态去体验，这是至关重要的。

那么，为什么积极心态就这么重要呢？也许他人对于积极心态重要性的现身说法比我们对文献的回顾总结要更有说服力。看看下面这些描述，是不是也适用于你。

· 为什么要采取积极心态？因为当我在自己痛苦的感受中挣扎时，似乎这样的挣扎也使得痛苦加倍了。

· 为什么要采取积极心态？因为当我追求自己看重的事物时，就不会再关注自己遇到的痛苦了，而这些有价值的行动也使我可以远离眼花缭乱的生活。

· 为什么要采取积极心态？因为当我试图将自己与过去的痛苦经历隔绝开时，我也将自己从过去经历中可以学习到的有用经验隔绝开了。

· 为什么要采取积极心态？因为当我不积极的时候，我也就失去了活力。

- 为什么要采取积极心态？因为我的经验告诉我不积极是没用的。

- 为什么要采取积极心态？因为这是人类感知痛苦的正常过程，如果对我自己采取不一样的标准，那么既不人道，也太残忍。

- 为什么要采取积极心态？因为要"活在自己的感受中"，也就是，要活在当下，这样看起来似乎要比"活在意识中"更有利。

- 为什么要采取积极心态？因为当我不积极时，我确实知道会有怎样的痛苦，我已经厌倦这样了。现在应该改变我的整个议事日程，而不应该仅仅是在自己的控制和逃避的日程上做出推进。

- 为什么要采取积极心态？因为我已经受够了。

练习：为什么要有积极心态

现在，轮到你了。写下3~4个你头脑中想到的答案。如果你觉得抵触，那么要注意这样的情绪，并且要以接纳和同情的态度允许自己出现这样的抵触情绪，然后，再带着自己的抵触情绪回到这个问题这里来。

- 为什么要有积极的心态？因为_____

  _____

- 为什么要有积极的心态？因为_____

- 为什么要有积极的心态？因为 _____

_____

- 为什么要有积极的心态？因为 _____

_____

积极心态和忧虑

布朗大学的心理学家里克·布朗和他的同事们声称，那些不给自己的忧虑留有空间的人，会很难自控。比如，他们以一群长期抽烟的人为试验对象，试图用自助类的书籍来帮助他们摆脱对尼古丁的上瘾。

但是，在受试对象开始认真打算戒烟之前，布朗先给他们做了3个预备测验。他让这些人尽力屏住呼吸；让他们用越来越快的速度计算简单但是容易算错的数学题，直到他们放弃为止；还让他们呼吸二氧化碳（CO_2）（该气体会引起焦虑症状），直到他们示意停为止。大多数能很好地完成这3项任务的人都能成功戒烟。而少数这3个测验完成得不好的人，则会继续复吸（Brown et al.）。换句话说，如果你不愿意感受自己忧虑的情绪，那么你可能无法对自己的健康进行恰当的关注。这就难怪为什么逃避感受的人很有可能会随着时间的推移使生活质量逐渐下降了（Hayes，Strosahl et al.，2004）。

练习：主动屏住呼吸

现在，你要准备好看看自己是不是可以用接纳的心态来增强自己的能力，可以对自己感觉不快的情绪泰然处之。拿出表，找个安静的地方，可以在几分钟之内不受干扰。看看自己可以再次屏住呼吸多长时间，但这次不同的是，在屏住呼吸的同时，照着下面的指令做。多读几次，即便过一会儿开始觉得难受时也能确保自己可以熟记该怎么做。先别急着开始，看到"开始"时再开始。先把下面列出来的指令读完：

- 在你做这个练习，并且想要呼吸的感觉越来越强烈时，我们希望你能做到：准确地关注在身体里想要呼吸的感觉是什么时候开始的，又是什么时候结束的。记录下自己想要呼吸的确切时间。

- 看看自己是不是可以让这样的感觉就保持在那儿，并且保持屏住呼吸。将自己的积极心态调整到最佳状态！就这样体验当下的感觉并且屏住呼吸……把这看成是自己体验某种罕见感受的绝佳机遇。

- 留意头脑中出现的任何念头，默默地感激自己的思维会出现这些念头，但不要受这些念头控制。在自己决定要呼吸之前，小心那些溜进你脑海中，让你想要赶快呼吸的想法。要知道，谁才是自己人生的控制者？是你自己还是那些语言机器？

- 除了想要呼吸之外，注意那些出现的其他情绪。看看自己是不是也能给这些情绪留出空间来。

- 审视全身，除了想要呼吸的愿望以外，要注意到自己的身体还有其他感觉，并且还在继续。

- 遵守承诺，最长时间地屏住呼吸。当想要呼吸的愿望越来越强烈时，假想自己正在故意地持续增强这样的愿望。闭上眼晴，看看自己是不是可以在想象中将这样的愿望复制，从自己的身体中剥离开来。感受着胸膛的每一次剧痛，伴随着每一次对自己可能昏厥过去的担心，以及每一次想要呼吸的本能，将这样想要呼吸的愿望从某个你不喜欢的地方挪开，这是你为了特意感受这样的感受而创造出来的地方。这个新的感受从形式上来看没有什么不同，但却是你创造出来的。你难道还害怕自己创造出来的东西吗？

· 在开始屏住呼吸之前，列举出一两个其他的行为，可以让你在快要达成屏住呼吸的目标的时候帮助你意识到自己的所有感觉、想法、感受以及愿望等。只写下有接纳态度的策略，而不要采用逃避型的控制或是压制的策略。

将上述列举出的条目多读几次，直到自己感觉完全能够明白这些指令为止。在你做练习的同时可以把书翻开，在你屏住呼吸而想要呼吸并且感受到这样真切感受时，可以浏览该页的内容，提醒自己该做什么。

现在准备好看看自己是否可以用接纳的心态来更好地控制自己的行为（屏住呼吸），并且给自己的想法和感觉留出空间。

现在，开始：

深吸一口气，屏住呼吸，尽力做到最长的时间。结束后，写下自己屏气的时间：＿秒。

描述自己在这个练习中的体验。

讨厌不能呼吸的感觉是不是时有时无？什么时候有，什么时候无？

_____

_____

在你非得呼吸不可之前，你的思维是如何劝服你呼吸的？

_____

_____

你的思维中出现的最没防备到的念头是什么？

_____

_____

你有没有从这个简单的练习中看出什么可能的含义，这也许会对你一直以来的生活有所启发，特别是你现在备受折磨的方面？如果有的话，是什么？

_____

_____

_____

现在，回头去看看，在读本章之前你可以屏住呼吸的时间有多长。如果你觉得这个练习对你现在正备受折磨的生活没有什么启发的话，那么这两个时间的比较对你而言有没有什么新的思路呢？

_____

我们让你采用的来帮助你更长地屏住呼吸的策略，其实也正是这本书接下来的部分会介绍给你的各种技巧。如果你在第二轮里能更长时间地屏住呼吸，就有某些证据表明该书提供的信息对你而言是有价值的。当然，我们会把这样的理念运用到更复杂的问题中去，而不仅仅是简单的想要呼吸的愿望，但其原理是一致的。如果你对某事难以释怀，自己的思维又在给自己提出难题时，就采取集中注意力以及缓和的策略，继续前进，接纳思维所产生的一切；那么你就能更好地过上完整而有意义的人生——不管自己是不是有不愉快的念头、情绪和感觉。

"用积极态度来改变"的问题

还记得我们在第3章里讨论过的那个体验的收音机上的两根指针吗？假设这和你生活中的情形一致，你想过上自己想要的生活，想以自己希望的方式生活，那么首先就有必要将你的积极态度的指针调到最大值。这就意味着你愿意感受出现在你人生中的任何感觉、记忆、想法或是身体感受。你将会全方位地进行体验，而不会对此产生任何心理上的抵触情绪。

再换个说法，为了能过上健康的、有活力的、有意义的和令人满意的生活，你应该放弃想要控制自己内心的想法和感觉的做法，这样才能够朝自己想要的方向前进。如果要这样才能达到目标，你愿意在多大程度上接受这样的做法（我们并不是在假定你已经知道该如何去做了，而只是希望你对这个做法保持开放的心态）？如果1分表示根本不愿意，而100分表示非常愿意的话，你在多大程度上愿意开始体验过去的经历，把自己的控制策略用于行动上，而不是用在自己的内心里？在此处写下数值：＿＿＿＿＿＿

如果你发现自己写下了一个低分，那么你是不是还抱有这样的念头：低分就意味着感受到更少的痛苦。但如果这真是你从过去的经验中得出的结论的话，你也不会拿起这本书了。分数较低不见得痛苦就会较少，而是说明生活的空间更小。我们并不是在问你是否相信积极的心态会起作用。我们只是在问你，如果积极的心态对于过上健康的、有活力的、有意义的和令人满意的生活来说不可或缺的话，你会不会朝这个方向努力？如果你发现自己分数很低的话，再思考一下自己的回答，看看是不是还要坚持下去。

在你想到这些的时候，你明白了什么吗？在下列空白处，写下你对此要点的思考：

_____

_____

_____

如果你在做重要举动时，愿意全方位地体验自己过去的经历，那么你的生活在和过去相比时会有什么不同吗？

_____

_____

_____

我们并不指望现在就能有所不同。你的思维可能会告诉你，这样的积极心态是不可能的，或者会给你带来无尽的痛苦。如果出现了这样的情形，要庆幸自己的思维会有这样的想法，而不是竭力否认。也许痛苦本身并不见得就会带来折磨的感受。有可能是痛苦和不愿意感受到痛苦的做法加在一起令人感觉备受折磨。我们并不对任何一种情形作出判断，只有你自己的感受才是最终裁判。但如果你准备好了，愿意开始学习一些新的技巧，能最终使得自己也有可能采取积极的心态，那么就继续往下读吧。

5

思维的麻烦

在这一章里，你要开始探寻自己的头脑产生思想的方式。你有没有想过，思想本身是多么具有说服力？有的时候你甚至都没有意识到这样的过程。就像是在房间里空气加热器发出的有节奏的嗡嗡声，思维也是这样有节奏地做着人类在进化过程中所设计好的动作：归类、预测、解释、对比、忧虑和判断。就像加热器的嗡嗡声，你可能会在好长一段时间里都没意识到它的存在。

如果我们想要采取不同的思维方式，首先就应该从宏观上来把握这一过程。不然的话，你还是得不断地应对想法所造成的不幸行为；也就是说，我们总是倾向于把自己的想法当成颠覆不变的真理来看待，而忽略了其带来摧毁性效果的关键部分。

你可能有这样的体验，开着车时突然意识到自己开了很远的路而丝毫没有意识到车外的世界。你的驾驶习惯是如此机械，使得你可以不用心就能驾驶。

思维控制行为的状态就可以类比为你在头脑空白无意识的状态下，把车开出了道路，开到了路基上。要是再接下来把车又开进沟渠的话，那么想通过更换车轮来"解决"问题显然是不明智的。这个时候这样做就太晚了，而且这样的改变根本就不切重点。

可以的话，最好是回到你转动方向盘的时候。正是这个时候，这个举动使得你的车开离了路面，开到了路基上。而你先应该查看的是在道路边上的手写标记，指着靠右的方向："往此行"。虽然你当时并不是有意识地去注意到了这些标志，但这些路标已经变成了你的思维。它们在一定程度上（仅仅是一定）导致你在第一时间将车开上了路基。

阿伦·贝克（Aaron Beck），"认知疗法之父"，用距离一词来描述客观关注自己所有思维的过程（这就是为什么 ACT 在最初形成时被称作"全面距离"的原因了，见 Hayes，1987）。但是，在贝克的方法和大多数以科学为基础的治疗形式中，距离不过是评估和怀疑思维的第一步罢了。临床医学家们用这样的方法来指导病人发现逻辑错误，寻求新的证据，从而改变情绪上令人觉得困扰的念头。有点像在路边看见的指示牌一样，我们要试着停车，然后走下来把路牌毁了或是重新写过，这样以后再见到这块路牌的时候，就不会受到误导而再次开上路基了。

我们采取的是截然不同的方法，这个方法很简单，而且，目前所有的证据表明，这个方法更有可能带来积极的结果。我们现在需要做的就是关注自己的想法，而不是从自己的想法来思考问题。我们在看到这个手写路标的同时也要注意到其涂鸦的形式。不必遵循或是抵触路标上的内容，但我们一定要注意到它。我们关注它的方式可以像关注房间里的温度、CD 唱机里传出的声音或是空气的味道一样。标志本身并不一定就意味着要你采取什么行动，而且本身对你而言也不具有任何意义，关注的重点不在于书写的方式究竟是印刷体还是手写体，也不在于空气是冷还是热，声音是充满旋律的还是单调的，气息是甜甜的还是酸酸的。关键在于你是不是注意到了这个标记。

因为思维总是与某物相关，又"表明"某些意思，所以会制造出幻象。当我们思考什么时，就好像我们真的是在处理这件事情一样，和第2章里想到"嘎卜-嘎卜"的孩子一样。当我们对某件事进行评估时，这件事就好像通过我们评估的内容得到了加强或是削弱一样。

在我们头脑中构建出的路边的标记，并不是简单的方向指示牌。它可以复杂精巧，甚至可以达到我们所说的合情合理的地步。"了结这段关系！你太投入了，他太好了。你会受到严重伤害的，"某个路标可能会这么指示你。那么即便你真的想在生活中去爱（假如这是你想选择的道路），你也有可能会发现自己出了车祸，驶进了沟渠中，陷入到了另一段关系中去，还给自己找理由说，找不到爱的感觉是因为现在的他"也太忙于工作了"，或是因为他"让我感觉窒息"等。要改变这样的模式，你应该回到刚看见这块路标的关键点那里。这就是本章的重点。

上述内容并不是要你强迫自己关注自己的想法，或是说避免开上路基的唯一方法就是随时保持警惕。随着你越来越多地学会捕捉到这些标志最初出现的时刻，你自然会找到与其相关的新办法（这部分工作最早会出现在第6章里）。随着你建立起新的思维习惯，最终你也就能在无意识的状态之下长时间驾驶，而不会驶出车道。无意识的状态并不是目标，而是要知道没有谁能总是保持小心警惕，了解这一点很好，最终，如果能养成正确的习惯，那么你的习惯会为你服务，而不是处处和你作对。然而，要培养这些和思维相关的新方法，就需要你在这些想法产生的时候更多地捕捉它们。

思维的产物

头脑的任务就是保护你免受危害，帮助你生存。能做到这一点，是通过对现有的事物不断归类才达到的。头脑通过将分析过去和预测未来与现有的事物联系起来，评估过去发生的事情，或是猜测行动会产生什么结果。借由过去这100 000年来的积累加强，人类的头脑不可能很快在某个时候停止这样的运转方式。不管你喜欢还是不喜欢，在你的颅腔内，存在着一个"词汇生成器"，可以将清晨发生的某件事情与夜晚发生的另一件事情联系起来。

哪怕是刻意为之，人也无法停止思考。当我们刻意要做某事的时候，我们就开辟了一条语言的通道（制定了某种规则），并试图朝着这条道路走下去。因此，当我们刻意要停止思考的时候，我们就产生出了"我们应当什么都不想"这样的想法，并且希望可以做得到。不幸的是，这条语言的通道本身就是某种想法，整个过程不过是对我们自身的嘲弄罢了。在第2章里出现的抑制自己想法而造成内心矛盾的例子就很好地从细节上说明了这一要点。

接下来就需要你开始关注自己的想法，从宏观上实时地关注。虽然我们总是不断在思考，但我们却只会偶尔有意识地注意到自己在思考。所有自然出现的想法和平常发生的事情都会隐退成为背景而已。你会有多少时候注意到自己在眨眼，或是呼吸呢？

> **我们是在自己思维里游泳的鱼**
>
> 鱼儿水中游是自然而然的。它们并不"知道"自己正在水中，正在游泳。思维对人类而言也是这样再自然不过的事了。思维就是我们的水。我们将自己浸入其中，很难意识到其存在。在思维里漫游是我们的自然状态。不可能指望让一条鱼离开水还能一如既往地活下去。但如果让鱼儿意识到水的存在，又会怎么样呢？

练习：你现在在想什么？

尽量写下你脑海中出现的念头。花几分钟时间，当这些念头出现时，在下面的空白处尽可能多地写下自己的想法：

_____

_____

_____

_____

_____

你发现了什么？你能描述出多少自己的想法？在你写的时候，是不是和你正在想的念头相关的其他想法又冒了出来？如果你犹豫了一会儿，认为自己"什么都没想"时，你有没有意识到这本身就是一种想法？

很有可能上面的空白处不够你将这几分钟之内出现的念头都写下来。想想看这意味着什么。如果在过去的这几分钟里出现了源源不断的念头，那么其他时候是不是也是这样的呢？如果是的话，那么每天就会产生成百上千或者（更有可能是）成千上万的念头。这就难怪为什么我们会开出车道了。通常道路本身的光线就不够好（所以我们会在第11章和第12章里会做一些和价值观有关的工作），而路旁的标志又频频出现且标示不清（这和人类的意识非常相似），而且我们又因为自己的思维习惯给这些标志赋予了影响力。

　　我们首先致力于要摧毁的一个思维习惯就是你按照字面来遵循自己想法的习惯。如果想法是在心中表达什么就是什么的话，任何能产生出想法的经历都会变成控制你行为的经历。当我们逐字逐句地来理解自己想法的时候，我们就完全被那些生活随机向我们抛掷过来的经历所控制了。哈佛的心理学家埃伦·兰格（Ellen Langer，1989）给我们描述了一个有趣的例子，当她思考唾液的好处时，她自己的语言思维是如何运作的。

唾液的好处

　　你可能从来没有想过唾液有什么好处，其实它的功能可不少。感受一下自己的口腔是多么温暖和湿润。感受一下自己的舌头在口腔里是多么润滑。如果口腔非常干燥的话，舌头就会摩擦到口腔内壁，令人不舒服。如果你曾经得过口干燥病，你就知道有多难受了。现在，试着吞一下口水，感觉一下唾液是如何使得吞咽的动作变得顺畅、光滑、舒服和容易的。

　　假想一下如果没有任何唾液，会怎么样。你有没有试过在嗓子发干时吞咽东西，是不是像有沙子在喉咙里一样？唾液有杀菌的作用，能自然而然地带走细菌，保护你的牙齿和牙龈。因此，限制唾液分泌的话，会很快导致牙齿衰落，造成牙龈疾病。比如，甲基苯丙胺（也就是平常说的安非他命）就会造成严重的口腔干燥，就算只是服用了几年而已，受药物影响牙齿也会松动脱落（也称作"甲基苯丙胺牙"），这就是因为长期缺乏唾液而使得牙齿失去了唾液的保护功能。

　　唾液还可以帮我们预先消化食物。当我们花时间咀嚼和吞咽食物的时候，食物就会很容易地顺着喉咙滑下，这样胃就更容易消化。如果没有充分咀嚼就狼吞虎咽下大量的食物，你肯定知道这样会在胃里堆积起沉重的包袱，身体就会因为咀嚼不充分而受苦了。唾液的确是好东西。

现在，想象一下面前有一只干净的、晶莹的、漂亮的水晶酒杯，假设自己每次感觉到口腔里有一点唾液时，都吐入杯中，一直到杯子装满为止。

接下来再想象，要真的想象，尽力描绘出场景以及由此在脑海中产生出的感觉。假设你现在握着这只装满了自己唾液的杯子，把杯子倾倒过来，倒入自己的口中，然后大口地喝下自己刚才收集的唾液，直到喝干净为止。

你在想象到这里时是什么情景？对我们大多数人来说，大口喝下满满一杯自己的唾液的想法实在是令人作呕。这是显而易见的。光是想到这个情景就够让人反胃的。

难道你不觉得奇怪吗？这可是你自己的唾液啊！这东西你每天都会大量地产生出来，而你实际上也是把它都吞下去了啊——整天都是这样的。没有唾液，你就无法进食。正如上文所说的，唾液有许多功用。但是，要想到喝下一大杯唾液，还是让人觉得无比恶心。而实际上每天吞下唾液的体验是一回事，把唾液当成饮料来喝下去又是另一回事。在这个例子中，好东西变成了恶心的东西。为什么会这样呢？

为什么思维会有这样的影响力

思维具有意义，是因为其充满了象征；之所以充满象征，是因为其武断地将不同的事物联系起来。当我们思考时，在思考和思考的事件之间就建立起了一种相互的关系。二者互相影响。

正是这样的过程使思考变得有用。想想看这样一个情景："假设你所在的房间里，所有门窗现在都是关闭的。你要怎样才能出去呢？"留意一下自己在想什么。在你作出决定之时，你实际上是以一种象征性的姿态在处理真实的事件。建立思维的过程就是你仿佛在处理真实事件的过程。这就是语言的部分功效。我们并不需要在现实中尝试各种各样逃脱的方式，我们只需要在想象中实施就行了。还记得我们在第2章里提到的螺丝钉、牙刷和打火机的例子吗？

但是，当这个过程（a）走向极端，并且（b）运用到所有的思维中时，问题就来了，产生了认知融合。认知融合是指没有注意到联系发生于相联系的事物之上的过程，因而产生了让思想来主宰行为规范的倾向。要是说得不那么抽象的话，认知融合意味着在对待自己的思维时，将其看成其话语表达的事物。

在你想象着如何从一间锁着的屋子里逃脱时，这个过程不太可能会造成伤害。假设你会想："我用手机打电话叫朋友来帮忙。"那么在你的想象中，使用"手机"和"叫朋友"是象征性的事件，这和现实中真的叫朋友来是两回事，但是，在这个例子中，两件事是不是被当成同一回事来看待并不重要。你可以在脑海中浮现手机的画面，按下朋友电话号码的画面，就像在现实中一样，伸手去拿手机，按键拨出朋友的号码。在大多数解决问题的形式中，正是因为这个原因，思维才能有用。

但是在其他的情形里，认知融合可能非常有害。比如，想想看自己和痛苦相关的所有含有"我"的陈述："我很抑郁。""我非常焦虑。""天哪，我压力太大。""我去看了临床医师，她告诉我说我有强迫症。""我已经厌倦了没完没了的痛苦。"这一类语言使得你事实上把自己当成了自己的痛苦。认知融合意味着你把这些陈述当成了真实的现状，最后，你开始相信事实上自己就是自己的痛苦。很难让你看清楚你的痛苦并不能代表你，一部分原因就是很难让你看清楚这些不过是你思维中产生的想法罢了。

同样的，由于思维的很多内容都是评价性的，所以认知融合就意味着评价也会和事物本身联系起来，就好像评价本身就是事物的一部分，而不仅仅是我们对事物评价的想法一样。这样做不仅会带来思维上的改变，而且还会改变真实事件的功能。例如，唾液的生理功能并不会让人恶心，但语言的功能却使唾液变得恶心了。就是因为认知融合，喝下唾液就变成"恶心的"。我们成天都在无比快乐地吞咽着唾液；而饥渴的、不会使用语言的动物会如我们所说的，"不假思索地"将摆在其面前的一碗唾液舔食而尽。而对我们来说，光是想到这个念头就禁不住恶心了（注意，我们在这里只是说到了这个"念头"，就让我们想发吐了）。

要喝下满满一酒杯的唾液才能达到说明的效果，其实很少有情形会像这样。因此，大多数情况下，我们因为想到什么而恶心其实并没有什么害处。通常，认知融合并不是什么问题。但如果任由这个过程发展，所有对事件的评估就会变成攻击的目标，而自己不会意识到究竟发生了什么事情，这样就确实有害了。

比如，一件讨厌的事情所引起的任何情绪反应，其自身通常也会得到否定的评价。在某件讨厌的事情之后随之出现的就有可能是我们称作"焦虑"的情绪（比如，第1章提到的那只你踢过的狗，当你回家时可能就会感觉到"焦虑"）。我们注意到了这样的情绪反应，并且把这件讨厌的事情和其引起的情绪反应都归类为"不好"的情绪。

给情绪的反应贴上负面的标签，再到把这些情绪当成攻击的标靶，而直接采取改变的行动——也不管这样的行动是不是健康，是不是必要，完成这所有的转变不过是小小的一步而已。悲伤、焦虑、无聊、痛苦、没安全感等，都要避免或是逃避，即便是逃避的过程本身充满危害也在所不惜，这么做也仅仅是因为这些都是"不好"的情绪而已。这也许能说明为什么"焦虑就是不好"这样一个简单的信念总是和各种形式的心理问题联系在一起，不管是焦虑障碍还是抑郁症（Hayes，Strosahl et al.，2004）。

逃避感受和认知融合

在本书前面的章节里我们讨论过逃避感受以及为什么会产生问题的原因。你已经读到了研究结果，证明逃避感受是有害的，而且审视了自己的逃避策略，看看其发挥得多么有效（或是无效）。现在，我们把这些理念和本章探讨的内容结合起来。简而言之，造成逃避感受的根源在于认知融合。

假设你产生了某个念头，觉得自己必须逃避某种难受的个体体验（某种情绪、想法、记忆或是身体上的感觉），因为"这个感觉太难承受了"。某种"太难承受"的东西一定不能去承受，不然可能会造成伤害。正如我们在这本书里所讨论到的一样，你的思维，经过了几千年的发展，能帮助你免受伤害。这样的个体体验是"难以承受"的，而自己沉浸在这样的想法中，那么体验本身就会变得好像"难以承受"了。也就是说，你将内在的体验和之后的念头完全当成了一回事，二者完全融合在一起了。一旦融合，你就会自然而然地避免这样的体验。这就是为什么融合意味着逃避感受。我们一起看一个例子，来更清楚地说明这一点。

假如你现在正受着抑郁症的折磨，同时我们也假设你厌倦了这样"难以承受"的难过的感觉。那么当这样的感觉再出现时，你会怎么做呢？很有可能你会竭尽全力地避免。你可能会避开让你感觉到悲伤的人际交往。你可能不会再去让你觉得抑郁的地方。你甚至会尽力不去感觉这样的感觉和想起这样的念头。你觉得自己这样就能赶走抑郁，即便这样做意味着你偏离了自己想前进的道路，但你仍然执迷不悟，因为你现在的感觉是"难以承受"的。这就是认知融合造成的结果。

假设这一切都成立，那么这就意味着你在路上看见的任何指示牌如果能充分地激活你的开关，你都有可能开出道路，开上路基。问题在于：这些开关究竟是什么呢？

思维造成痛苦

两个最大的开关是评估和自我概念化的过程。即便是那些你用来舒缓情绪的念头，也会从两个方面产生痛苦：在思想上产生痛苦的事情，并且通过认知融合的结果、逃避的行动来加大痛苦的影响。假设去回忆某段痛苦的回忆，不在于想起的是什么。让自己想一段痛苦的回忆，然后花点时间来观察一下。

你陷入了思维造成痛苦的第一种情况。我们能将过去的事情带入脑海中，并且可以推测将来发生的事情，这是一个能使用语言来解决问题的内部过程，也是一个评估的过程。没有这些能力和过程，语言无法工作。这个过程也无法改变，因为你无法不使用语言。人们试图采用一些方法来消除这一过程（比如酗酒、吸毒、采取强迫行为或是避世等），而这些行为本身就会造成难以估量的次生痛苦。

第二个过程自我概念化，它和评估同样重要（甚至更重要）。你可以通过学习观察自己来改变这一过程。但要做到这一点，你得从自己一直以来回避的痛苦入手。

记录痛苦日记

在接下来的这个星期，使用下面的练习：我们希望你追寻自己的痛苦，尽量把自己苦苦挣扎时的某些想法弄明白。这样做需要你花时间，并有奉献精神，但很值得。将练习表复印七份，这样每天都可以用一张新表格。如果你觉得表格的空白不够，还可以通过电脑在自己的日记里建立个人练习表。不管你怎么做，都要保证在接下来的这一周里将每日痛苦日记随身携带。

任何时候，只要感觉自己有情绪上的不适、难过的想法、痛苦的回忆、不舒服的身体感觉或是讨厌的冲动时，就拿出自己的痛苦日记，记录下信息。你会看到日记页面是以24小时为阶段分隔的。也许你不见得会每个小时都写点什么（比如，你不大可能会半夜起来写痛苦日记，当然，如果你是醒着的，你肯定会写），只需要在自己真实感觉到心理或身体上不适时写下来。

如果你没法在自己出现问题时及时记录（比如，正在开会时），那么一有时间就回头记录下来。重点是你应当勤勉地完成这项活动，这样你就可以记录下究竟是什么痛苦困扰着你，以及当你感觉到痛苦时发生了什么。

在第1章里，你曾做过称为"痛苦清单"的练习，如果你尤其关注在这个练习里自己确认的重要项目时，现在这个练习就特别有意义了。你不必只是关注这些项目，但当这些问题出现时，你能不时地给予特别地关照，这就不错了。

在这个练习中的大多数问题都非常直接，你能相对轻松地回答。首先看看示例的日记，感受一下该如何填自己的日记表。

每日痛苦日记示范

假设某人陷入了棘手的工作中，每日痛苦日记里记满了社交焦虑的症状。于是日记可能会像这样：

日期：星期一

时间	正在做什么或发生了什么？	你如何开始在心理上苦苦挣扎？	在挣扎的时候产生了怎样的念头（除了第三栏里提到的其他念头）？
24：00			
1：00			
2：00			
3：00			
4：00			
5：00			
6：00	我醒来时觉得老板快要叫我滚蛋了	我是多么地痛恨我的工作	做这份愚蠢的工作是在浪费生命

时间	正在做什么或发生了什么?	你如何开始在心理上苦苦挣扎?	在挣扎的时候产生了怎样的念头(除了第三栏里提到的其他念头)?
7:00			
8:00	我开车和老板去开会	我注意到自己心跳加速,心想"哦,老天"	我无法承受这样的焦虑感
9:00			
10:00	因为可能成交的交易,我要打一个"冷不防推销电话"	我觉得自己可能是厌倦了。心想"再也不要做这样的事情了"	如果我恐慌的话,可能会失控
11:00			
12:00	我在一家墨西哥煎饼店吃着便宜的午餐	看来我的生活没什么出路了	可能我要一辈子都这样了
13:00	我觉得很无聊。我看见同事们在"锅炉间"一样的房子里打电话	我开始出汗,想冲出屋去	其他人都没什么,只有我受煎熬,这不公平
14:00			
15:00	有人在我还在说话时挂断了我的电话	我感觉到一阵强烈的和令人恐惧的冲动,想砸了电话	别人都比我做得好
16:00			
17:00			
18:00	工作结束了,松一口气	我感觉到一阵孤独感和空虚感袭来	我就是个没用的人
19:00			
20:00			
21:00			
22:00	躺在床上	我觉得孤单,心想"没有人愿意陪着我"	我不配拥有爱
23:00			

练习：每日痛苦日记

日期：_____

时间	正在做什么或发生了什么？	你如何开始在心理上苦苦挣扎？	在挣扎的时候产生了怎样的念头（除了第三栏里提到的其他念头）？
24：00			
1：00			
2：00			
3：00			
4：00			
5：00			
6：00			
7：00			
8：00			
9：00			
10：00			
11：00			
12：00			
13：00			
14：00			
15：00			
16：00			
17：00			
18：00			
19：00			
20：00			
21：00			
22：00			
23：00			

看看自己的每日痛苦日记

在你持续记上一星期的每日痛苦日记之后，你会更好地理解自己为之挣扎的处境、挣扎的内容以及和这些挣扎相关出现的念头。

现在，回头看看这个星期以来自己写下的条目，看看是否有特别的想法、感觉或是事件导致了你苦苦挣扎（左起第二竖栏的内容）。在下面的六栏中写下自己观察到的任何持续发生的事件。（如果没有这么多持续性的事件也不用担心，观察到一两件也是可以的。）

1. _____
2. _____
3. _____
4. _____
5. _____
6. _____

现在看看自己在心理上倾向于如何做出挣扎（左起第三竖栏的内容），避免外在化。换句话说，尽量关注自己内在发生了什么。如果发生了什么外在的事件，看看是不是把它们归入到第二竖栏更好。在你写下持续发生的事件时，看看是否可以将其分类为想法、感觉、身体感受、记忆或是行为冲动，如果可以的话，在所描述的挣扎之后用括号标注出来。在下面的空白处写下你所观察到的任何持续发生的事件：

1. _____
2. _____
3. _____
4. _____
5. _____

6. _____

现在看看那些在自己心理挣扎时出现的念头（第四竖栏出现的内容），看看自己的惯有模式。如果你发现审视自己的想法会产生更多的想法的话（也就是说，在你读日记的时候想到了什么），你也可以把这些想法列出来。把有可能产生的想法的类型写在下面的空行处。

在你写下这些惯有行为时，看看是否可以把它们归类为评估型（你对事物的判断）、预测型（试图对未来做出预见）、后置型（尝试对过去的经历加以理解和分类；如果你过去有"要是……该怎么办"的体验，就可能出现这样的情况），或是自我概念化型（对自身做出评价；经常会出现"我是……"一类的陈述）。如果是这样的话，在描述的想法之后用括号标注其类型。

比如，"我不能再忍受焦虑了"后面可加上（评估型）；"我真没用"后面应加上（评估型和自我概念化型）。在下面的空白处写下任何你常见的行为：

1. _____

2. _____

3. _____

4. _____

5. _____

6. _____

最后，写下你观察到的第二、第三和第四竖栏里彼此相关的惯用行为。是不是某种感觉和想法特别有可能在某种情形下出现？如果是的话，写下来（比如，"好像当我退缩的时候，就会感觉到孤单或是焦虑，接着就会批评自己"）。

1. _____

2. _____

3. _____

4. _____

5. _____

6. _____

不过，你没必要抓住这些陈述而要求自己解决（比如，心想"我不应当再批评自己了"）。我们很快就会对此加以阐述。现在，要做的事情很简单：让我们看看你是不是能够审视发生的一切。你现在要做的工作就是收集好这些信息。

审视自己的想法，而不是根据自己的
想法来看问题

如果你和地球上的大多数人一样，那么在回顾这些条目时，可能会发现，在自己备受折磨时，无法始终如一地审视自己的想法。在那样的时刻，你可能会从自己的想法出发来看问题；也就是说，你在思考自己想法的时候，是从你已经记录下的那些想法的立场出发的。这就是我们所说的从自己的想法出发来审视问题。

下面列出的情况是否就是你一直以来的处境？

· 一直以来，你花了不少时间来控制自己的想法或感受。

· 你根据自己的想法来对自己和体验的内容加以定义。

· 你习惯按照自己的想法来行事，因此你是从自己的想法来看待生活的。

- 这些想法带来了更多的痛苦。
- 挣扎也起不了作用。

综合起来看，这些因素造成了一种危险的状况，使得你备受折磨。如果以上五点属实，你肯定好过不了。但是，不要试图控制自己的想法或是感觉，不然你又如何能了解和自己的想法以及这些情绪体验共处呢？思考的行动本身并不危险，比不上"陷进自己的想法"危险；也就是说，即便你的经验告诉你依照自己的想法行事是一种认知融合，不仅没用，还非常有害，但你仍然会执迷不悟。

思维列车

有的时候按照想法行事并没有什么害处。当只是用于处理外部事务时，认知融合相对无害，但要放在自身的内部世界就行不通了。因为在内部世界里，要学会其他的技巧才行：要学会不带任何信任或怀疑的态度，不纠缠、不挣扎地来审视自己的想法。这是第6章的核心内容，但你可以先从下面这个简单的练习开始做好准备。

练习：观察思维列车

假设你现在正站在铁路桥上凝视着一个三轨道的铁路，每一个轨道上都有一列缓缓移动的火车，每列火车都是由一串装着矿石的小车厢组成的，火车看起来没有尽头，三列火车都轧轧轧地在桥下缓缓前行着。

现在，在你往下看时，假设左边这列火车上装载的"矿石"是你现在正关注的事情。这些矿石由感觉、感知和情绪组成，包括你听到的声音、感觉到出汗的手掌、急速的心跳、感受到的悲伤等等。中间这列火车装载的是你的想法：你的评估、预测、自我概念化等。而右边的列车装载的则是你迫切想要去做的事情；你尽力想要避免或是逃离的事情；以及尽量想要改变的事件。向下看这三列火车，其实就是你看待自己思维的一个隐喻。

现在，找一张舒服的椅子坐下，找一个自己可以不受干扰的安静的地方待一会儿。开始想想看自己最近都因为什么而备受折磨，然后闭上眼睛想象这三列火车。接下来要做的就是让自己待在铁路桥上，往下看。看看自己的思维是不是开向了什么地方，或者看看自己是不是坐在哪一列车上正轧轧轧地往前开，陷入其中无法自拔，比如认为自己一文不值或是相信自己将来也碰不上好事什么的，这一时刻非常重要（事实上，这是该练习的主要目的）。留意是什么让自己无法自拔。放过它，然后在意识中回到铁轨上方的桥上，再往下看。如果你能让自己保持待在桥上，那么感受就会像图5.1一样。如果你陷入到了思维中，感受就会如图5.2一样。

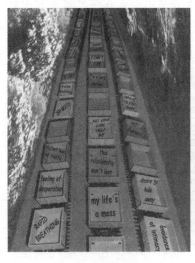 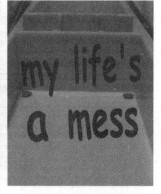

图 5.1 思维列车　　　　　　图 5.2 被困在思维列车中

记住，左边那列车的车厢里装载的是现在的感觉、感知和情绪；

中间那列是你的思维；而右边的则是应对策略以及想要做某事的冲动。看看自己是否可以待在桥上，但如果自己不在桥上的话，要留意发生了什么事，并且要回到桥上来。至少要花三分钟的时间看看在练习中自己的脑海里出现了什么。

现在，在下表中填出自己站在桥上观察这三列火车车厢时注意到了什么：

思维列车中的"矿石"		
现在的感觉、感知和情绪	想　法	冲动、行为和应对策略

如果你在心理上达到忘我的程度，如果你还没有开始做这样的练习，或者你带着某种东西开车离去，那么在这之前会发生什么事情？到底发生了什么才使得你从桥上掉下来（有些时候是一些带有强烈感情的回忆，或是关于练习本身的看法，以及对自己未来的想法等）？花几分钟的时间在下面的空白处把这些事情写下来：

_____

_____

_____

_____

这些就是让你"无法自拔"的事情，多半是因为认知融合而造成的。你要做的事情就是尽量在桥上待久一点，而一旦离开了铁路桥，也要尽快地回去。这是我们马上在第6章要面对的任务。

6

拥有想法与陷入这个想法

当然，思维并没有什么错。语言和认知使得人类能够在进化的意义上获得无限成功，而在这两方面擅长的人类通常也会在许多领域中，尤其是在自己的职业上，取得成就。我们解决问题的技巧使得我们能够改造自己所生存的世界。

　　但是，当我们仅仅只是"从自己的想法出发"，而不是"审视自己的想法"时，问题就出现了。这么做既狭隘，又刻板，还可能会令人付出沉重的代价，因为在生活中的某些方面，如果只是遵照想法来行事的话，其实并不是最好的办法。特别是在处理我们自身内部的、情绪方面的痛苦时就尤其如此了。

　　当我们把短暂的、评价型的关系运用在外部环境的事物中时，想想看会出现什么样的情况。我们可以想象到这会很管用；我们也能想象出会发生什么样的事情；我们还能对脑海中产生的情形进行一番评估。这样的能力会以各种各样的形式出现，会非常有用。我们可以对脑海中产生出的任何具体行为的可行性进行测试。比如，你认为钉锤可以敲碎坚果壳，那么你就可以用一把钉锤来敲敲看，验证自己的假设是否正确。

但是，如果把这样的思维方法用在内部的情感和感觉上，想法就会变得混乱、难以检测，因此也就会变得更主观。看看评估是如何运作的吧。假设在你的头脑中反复出现这样的念头，"我真是个废物"。很显然，没有什么标准可以来检测这个想法的"可行性"如何（打个比方说，到哪里能找得到一个坚果，让"我是个废物"这把钉锤来敲敲看呢）。检测的目标是这个陈述的真实性，但这么做和白痴行为没两样。你的思维可以对任何关系加以论证，如果你执迷不悟的话，总是能找到事情来吹毛求疵的。

要直接挑战这样的内心评价，只需要让自己的思维变得更忙碌和更具有评价性即可。尽力去想接下来这个念头，看看自己的思维是不是变得更忙碌和更具有评价性了，"我很完美"。花点时间尽力来想这个念头。

出现了什么情况？是不是天空更开阔，内心更宁静，你觉得自己很完美？不大可能。对我们大多数人而言，像这样的念头很快就会湮没在质疑声中（比如，"不是的，我并不完美"或者"可是我有很多缺点"）。对外部世界而言，你可以砸碎坚果，完成任务。而在内部世界里，你却钻进了自己的思维里，在那里永久驻扎下来。

现在有其他的选择：你可以学着审视自己的思维，而不是从自己的思维去思考。这被称为认知解离技巧，是 ACT 的主要组成部分。这个方法可以让你认清由自己的思维构建的世界和思维本身是持续不断的过程这两件事之间的区别。当你产生和自己相关的念头时，认知解离的方法可以帮助你区别：什么时候是人在思维，以及什么时候是你通过自己的想法将语言分类后用在自己身上。认知解离会使你心情平静，并不是因为头脑中的战争一定就停止了，而是因为你不再生活在战区了。

"认知解离（defusion）"是一个生造的词，在词典中找不到。之所以这么用，是因为在通常的语境中，词汇和词汇所指的事物之间可以被看成几乎是一回事：二者"融合"在一起（该词起源于拉丁语词根，意为"倒入一个容器"）。还记得那个人类婴儿的脑海中建立起来的关系模式的三角形吗？那个想象中的叫"嘎卜-嘎卜"的动物和它发出的"喔喔"声？我们说过，一旦形成这样的语言关系，小婴儿在被尿布针扎到时如听见你说"喔喔"，那么看到"嘎卜-嘎卜"的形象（而不仅是"声音"）就会让小婴儿害怕了。

在关系框架理论（RFT）中，我们把这样的效果称作功能转换。通常情况下，临床医师们要做的事情就是尽量消除对"嘎卜-嘎卜"的害怕心理（比如，通过展示这让人害怕的事物，说明不会出现任何糟糕的事情，例如不会再被尿布针扎到），或者在应对成年人的心理治疗上，重新整理词汇之间的联系（比如，"喔喔"和"嘎卜-嘎卜"并不相同，因此害怕"嘎卜-嘎卜"是没有道理的）。RFT 表明，我们能够对功能转换本身发生影响。这是认知解离要完成的任务，我们对此马上加以说明。

当你学着把自己的想法看成想法，知道它们会在此时此地出现，你仍然"知道其含义是什么"（语言之间的联系仍然存在；也就是说，你仍然知道自己的想法指的是什么）。但是，这个假象使你没有注意到，你所思考的一切其实只是在你想到时才存在。这样我们就能大大地削弱象征意义的影响，对此，你自己可能也意识到了。你会注意到

"我感觉到我自己很焦虑"这样的想法，和"天哪，我焦虑死了！"这样的想法是非常不一样的。第一个陈述就比第二个陈述更缓和。正是因为这个原因，第一个陈述给人带来的焦虑感就更少。当你学着去缓和自己的语言，很快就会发现自己变得更容易积极起来，更容易参与，更愿意保持自觉，还能过上自己想要的生活，就算是听见了常见的思维絮语也没什么影响。

在本章的结束部分，你不仅会学习到一些 ACT 的临床医师们对当事人采取的认知解离的方法，还会学到如何创新出适合自己的方法，学到如何辨认那些和自己的想法融合在一起的、搬弄是非的指示。这样你就会知道什么时候该使用这些方法，让自己恢复到更好的心理平衡状态。

认知解离：将你的思维与其所指分离

本书的这一部分将会解释和描述许多认知解离的方法。这些方法的出现并没有什么特定的顺序，并不是学会了某个技巧才能进入下一个环节。相反的，这是一整套的方法技巧，彼此交织重合。某些相同的观念可能会在许多不同的技巧中出现。出现在这里是因为有其作用，并且会让你更好地理解认知解离的原则。

认知解离的方法并不能消除或是控制痛苦，但这个方法能让你学会如何以更自由和更灵活的方式活在当下。想象你用双手蒙住脸，如果有人问你："你的手是什么样子的？"你可能会回答说："都是黑色的。"但如果你把手拿开一点，可能就会补充道："手上有指头和掌纹。"同样的，和自己的思维保持一点距离，会让你看清这到底是怎么回事。

重点就是要打破语言的假象，这样你就能在想法产生时注意到思维的进程了（例如，在事物之间产生联系），而不是仅仅关注这一进程的结果——产生的念头。当你产生某个念头时，思维在构建你的世界。当你产生了某个念头时，你仍然可以看到思维是如何构建你的世界的（你知道这个念头是什么意思），同时你也看到了自己正在构建的过程。这样的意识可以使你拥有小小的回旋余地，就好像你一直戴着黄色的太阳镜而却忘了自己戴着眼镜一样。认知解离就像是摘掉眼镜，拿到离脸十几厘米，这么你就会看清楚眼镜是怎么使得眼前的世界变成黄色的，而不是只看到一个黄色的世界而已。

在你掌握了认知解离的方法后，你就能作出可靠的判断：是不是这个方法能帮助你更变通地过上自己想要的生活。学习这个方法的最好办法就是练习，练习，再练习。没有练习，就不可能让这些技巧成为自己行为反应模式的一部分。不要指望只靠被动地学习就能掌握这些方法，要把它们都用在自己的生活中，个人体验占主导地位。熟未必一定能生巧，但却是不二法门。

话不多说，我们开始认知解离的练习吧。

牛奶，牛奶，牛奶

首先，我们要你想象一下牛奶。牛奶是什么样的？看起来是怎样的，或是感觉起来又如何？把你脑海中出现的关于牛奶的特征写下来：

_____

_____

　　现在，看看自己是不是能够想象出品尝到牛奶的味道。能做到吗？如果可以的话，尽量写下这个味道是怎样的。如果不行的话，也许可以这么做：酸奶尝起来是什么味道？你能感觉到一点酸奶的味道吗？

_____

_____

_____

　　嘴里现在不可能有什么牛奶，但是大多数的人都能感受到。这就是人类语言所产生的功能转换。现在，还有一个简单的练习，很古老的练习，但足以有效地证明语言机器对行为的影响。

练习：用最快的速度说"牛奶"这个词

　　现在，找一个做练习时不受打扰的安静地方，这样就能真正地投入。感觉舒适后，开始大声说"牛奶"这个词，尽量快，持续20~45秒。一直保持不停地说"牛奶"这个词。尽量快，同时保证发音清楚。自己看着时间，并留意当时的情形。确保至少坚持20秒，但也不要超过45秒。研究表明这是我们要说明的要点的恰当时间段（Masuda et al., 2004）。现在就开始说："牛奶，牛奶，牛奶，牛奶……"

　　这样做有什么感觉？你在不停地说"牛奶"的时候是怎样的体验？现在，把你自己的反应大略地记录在下面的空白处：

_____

_____

_____

在尽量最快地重复"牛奶"这个词之后，这个词汇的意义出现了什么变化？这种每天清晨，你加在麦片里的、凉凉的、奶油状的、白色的物质，有什么变化？这个词汇还能和你做练习之前一样让你想起这个东西吗？

最后，你有没有注意到出现了什么新情况？比如，会发现这个词的发音是多么奇怪，开头和结尾又怎样混在了一起，或者自己在说这个词汇时肌肉是如何运动的。如果有这些感觉的话，把这些情形写下来：

_____

_____

_____

对大多数人来说，这个词汇的意义在练习的过程中会暂时消失。当你沉浸在一串语言意义中时，要留意到词汇也许从核心来看就是声音和感觉这一点很困难。比如，一个小婴儿可能会把你正在读的书上的段落看成是视觉模式的图像，而你却看不到这样的模式。通常情况下你都不会这么看，因为你注意到自己的眼睛在书页上移动时看到的都是字和词，不管你是否愿意，情形都是如此。同样的道理，成年人在正常情况下也不会把听到的语言当成纯粹的声音来看待，他们听到的都是字和词。

现在，我们来尝试一点稍微不一样的东西。找一个平时你评价自己的负面想法，用一个词来概括，越短越好。可以从第1章里的痛苦清单里挑，也可以从第5章里的每日痛苦日记里选。不管是什么想法，都尽量把你对自己的负面评价缩短成一个词。如果能想到一个字，或是两个字的词最理想。比如，假设你认为自己很不成熟，你也许可以把不成熟这个观念提炼成一个词"幼稚"。如果你害怕其他人认为你不够聪明，那么可以把这个评价提炼成一个词"愚蠢。"如果你因为自己对他人的态度过于激动而觉得困扰的话，那么可以提炼成"霸道"，或是"凶恶"。现在，写下当你感觉到最困扰时特别能描述你自己的负面评价词汇：_____

接下来，你要从两个方面对这个词汇进行评分。

现在，把这个词用在自己身上时，你感觉有多难过？1表示根本不难过，100表示非常难过：_____

现在，把这个词用在自己身上时，你觉得这个词从字面上看有多贴切，或是有多可信？1表示根本不可信，100表示非常可信：_____

现在，用这个词来做练习，像我们之前说"牛奶"那样做。尽量快地说这个词汇，但是要发音清楚，保持20~45秒。同样的，不要低于或是超过这个时间限制。

现在你有什么感觉？当你快速说出这个词时，它对你还有同样的感情冲击吗？是如何改变的？如果这个词对你的感情冲击发生了变化，是如何变化的？

现在，把这个词用在自己身上时，你感觉有多难过？1表示根本不难过，100表示非常难过：_____

现在，把这个词用在自己身上时，你觉得这个词从字面上看有多贴切，或是有多可信？1表示根本不可信，100表示非常可信：_____

在我们的研究中（比如，Masuda et al., 2004），我们发现大约有95%的人在做了这个练习后，感觉到这个词汇的可信度降低。这样的效果在20秒左右出现（在45秒时最强烈），这就是为什么我们要让你在这个时间段内重复的原因了。注意，你仍然知道这个词汇的意义，但对大多数的人来说，其情感功效已经降低了。说得更专业一点，也就是当其直接功效（比如，词汇的发音）更明显时，派生功效就降低了。这个词汇就变成了（至少在某种程度上是这样）仅仅是一个词汇而已。

思维的固定特征

上个练习的重点是要帮助你明白语言的本质。除了其可能表示的一切含义之外，词汇就是词汇而已。当你明白了这一点，并且把这当成一种技巧时，你就能进步，就更容易理解和调整词汇与你的痛苦和你的生活之间的关系。不然的话，你还会因为语言在你头脑中的条件作用而茫然不知所措，毕竟，你还无法了解所有出现在你脑海中的这些词汇来源于何处。

现在，我们来做一个游戏。完成下面的短句，不要思考。

金发女郎更_____

恩妮，明妮，迷妮，_____

没有什么地方会像_____

为什么你会写下这些内容？是不是因为这些短句早就在你的印象中了？

现在，我们来看看是不是可以消除这些先前的印象。我们假设这样做非常重要，短句"金发女郎更_____"不能和"有趣"或是任何能与"有趣"相关联的东西联系在一起。假设让你甚至一秒都不能想到"有趣"这个词，我们来看看你是不是能做到。我们会让你再做一次练习。写下单词，但要确保脑海中所想的和"有趣"无关，甚至一秒都不要想。

金发女郎更＿＿＿＿＿＿＿＿＿

现在，留意一下自己的头脑中出现了什么，同时问问自己：

你是否完成了这个任务（只选一个）：是　否

如果你的答案是否，那么很可能你已经观察到事实上发生了什么。如果你回答是，那么暂停一分钟，问问自己怎么会选择是？记住我们刚才说的："要甚至一秒都不能想到'有趣'这个词。"如果你选择是，难道你在思考的过程中不是这样想的吗："我选择是，是因为我写下的词是＿＿＿＿＿＿＿＿＿＿＿＿＿＿＿＿＿＿（不管你写了什么）而不是……啊……嗯……有趣？"这么一来不是就又想到"有趣"了吗！

我们想说的是，一旦在你的联系网络中形成了某种印象，你就只可能在这张联系网络中发展了，无法摆脱。我们是自己经历的产物，我们的每个时刻都构成了经历。我们的神经系统是以添加，而不是以缩减的方式来运作的。从某种程度上来看，我们过去曾经学会的东西仍然会是我们的一部分。在语言网络中隆隆作响的词汇构成了我们的思维，这就是语言的特点。当我们试图要消除语言时，就好像是想要甩掉粘在手上的胶带，却怎么也甩不掉。

如果词汇都像"金发女郎更有趣"那样无关紧要地存在着（也许会像这个短句一样愚蠢和蔑视女性），那倒没什么，但语言并不是都这样无关紧要。

比如，将下面的短句填写完整：

我不是个好人，我是＿＿＿＿＿＿＿＿

我很难过，我觉得要＿＿＿＿＿＿＿＿

最糟糕的就是我＿＿＿＿＿＿＿＿

像这样一些句子可能就会伤害到你，虽然你也知道这些词，但是你还把他们都写下来了。他们也存在于你的某些经历之中，并且会不时地跳出来。

　　历史是很容易创造的。假如我们对你说："我们打算来找你，给你一个问题（我们知道你住在什么地方）。如果你能回答正确，我们当场就给你100万美元。你需要做的就是记住'嘎卜‑嘎卜会说喔喔。'重复一次。'嘎卜‑嘎卜会说喔喔。'不要忘了这个句子，对你来说值100万美元。有一天，我们会来敲你的房门，然后让你完成这个句子，'嘎卜‑嘎卜会说_____'如果你回答'喔喔'，你就能得到100万美元！就像那些杂志抽奖活动一样，ACT奖金巡逻队也会突然出现，然后问你这个问题，如果你能答对，就能得奖。那么现在我们就再来一次，这样你就不会忘记了。'嘎卜‑嘎卜会说_____'不要忘记。'嘎卜‑嘎卜会说_____'太好了。"

　　现在，先实话实说吧，我们在撒谎。没有什么百万美元，我们也不知道你住在哪儿。但是就算知道我们在撒谎，你是不是仍然会假想，明天我们会奇迹般地敲开你的家门，并且问你："嘎卜‑嘎卜会说_____?"而你还记得该怎么回答？多半是这样（如果你觉得不会，那么接下来的任务就是回到上一段，读上20几遍）。下个星期会怎么样？你还会记得嘎卜‑嘎卜会说"喔喔"吗？也许从现在起再过一年呢？有没有这样的可能，只是可能，在你弥留之际，我们问你这个愚蠢的嘎卜‑嘎卜的问题，你有没有可能，只是可能，还记得答案是"喔喔"？

　　这样是不是很蠢？现在你接下来的人生中都会浪费宝贵的大脑空

间，就只因为恰好在这么一本奇怪的小书上读到了这么一个愚蠢的关于语言如何运作的例子，而写书的人是你并不认识的、思维奇怪的人，但这就是语言作用所在。

要在你的余生中建立起某种关系网络，也许是一件非常容易的事情。但如果你过去的经历会带来伤害的话，同样也是很容易就想起来的，这也会持续一生。一些在你脑海中的词汇也许是负面的评价，像是"实际上恐怕我是个＿＿＿＿＿＿"。谁知道你会想到用什么样的词来填完这个句子？这个词可能来自你父母，或是在电视上看到，或是从一本书上见到，也或许就是由语言自身的逻辑产生出来。当你在这些最黑暗的想法中苦苦挣扎的时候，如果你也能看清，给你带来伤害的词汇不过就是词汇而已，就像牛奶、牛奶、牛奶……那么你的世界将会截然不同。

尽量快地说"牛奶"这个词汇的练习暂时地刺穿了语言的假想。随着进一步的练习，不管任何时候你陷入自己词汇限定的网络中，还是词汇将你引向了对你来说没用的方向，你都会用学到的技巧来放松自己。

没必要时时刻刻都做这个练习。有时认知融合也挺有用的。比如，当你处理自己的税务问题时，在准备纳税申报单时，面对复杂的条目时可别不把语言当回事。但是，当你在心理痛苦中苦苦挣扎时，就需要技巧来帮助你看清语言的过程，而不仅仅是语言的结果。

按照其本来的面目给个人体验贴上标签

在下面的练习中，你要学习如何在感受到个人体验时给其贴上标签。最好的开始方法就是让自己的思维随意流淌几分钟，就像在第5章里出现的"你现在正在想什么？"那个练习里做的一样。然后，留意自己的身体反应。接着，当个体体验出现时，观察其产生，并做以下练习。

练习：给自己的想法贴上标签

有一个办法可以帮助你在想法、感觉、记忆和身体感受出现时抓住它们，就是按照其本来面目给其过程贴上标签。大声准确地讲出自己正在做的事情，而不仅仅是思考自己的想法。

比如，你想到自己今天晚些时候有事要做，那么不要说"我今天晚些时候有事要做"，而是给这类事情贴上标签，就像："我现在正在想晚些时候我有事要做。"如果你感觉难过，就为自己记下这样的备忘："我现在正在感受悲伤。"在你贴上标签的时候，应该使用如下的形式：

- 我正在想……（描述自己的想法）

- 我正感觉到……（描述自己的感觉）

- 我正在回忆起……（描述自己的回忆）

- 我正感觉自己的身体感受到……（描述自己身体感觉的特征和部位）

- 我注意到自己想要……（描述自己的行为冲动或是倾向）

现在你可以试试亲手贴上标签了。让自己的思绪随意流淌，然后在其出现时，给它们标上恰当的标签。

＿＿＿＿＿＿＿＿＿＿＿＿＿＿＿＿＿＿＿＿＿

＿＿＿＿＿＿＿＿＿＿＿＿＿＿＿＿＿＿＿＿＿

＿＿＿＿＿＿＿＿＿＿＿＿＿＿＿＿＿＿＿＿＿

这个过程会使你从自己的个体体验的内容中解放出来。比如，你可能会注意到，"我很沮丧"和"我现在正有沮丧的感觉"这两个句子之间有巨大的差异。我们鼓励你以这样自言自语的方式来做贴上标签的工作，也就是说，自己和自己交谈，并且至少要在一个星期之内严格地运用这些标签。在此之后，不管什么时候陷入自己的想法和情绪，并且觉得需要建立起某种距离时，就可以用标签的方法。你可能不愿意和他人谈起这个方法，因为听起来挺奇怪，但如果你的配偶或其他人愿意的话，你也可以和他们一起做这个练习。

留意自己来来去去的想法

在第5章里，你已经练习过留意自己头脑中出现的想法（在观察思维列车的练习中）。现在，我们要以一种更开放的方式来做这个练习。

练习：流水上的落叶

这是一个闭上眼睛的练习。首先，阅读指令，在你确保理解了之后，闭上眼睛开始做练习。

想象一条美丽的缓缓流动的河流，水流越过岩石，绕过树丛，流下山坡，穿过谷底。偶尔会有一大片落叶飘进河流中，随波漂流。假想你正在一个温暖而阳光明媚的日子，坐在河边，看着落叶随波流转。

现在，开始关注你自己的想法。每次当头脑中出现一个念头时，就想象这个念头是写在一片落叶上的。如果你是用语言的方式在思考，那么就用语言把念头写在落叶上。如果你是以图像的方式在思考，就把这幅画面画在落叶上。目标就是待在河岸边，看着这些落叶随波漂流。不要让水流变快或是变慢；也不要试图以任何方式来改变落叶上显示的内容。如果叶子消失了，或是自己的思绪飘向了别处，或是发现自己身处水中或是落叶上，就要立刻停下来，留意发生了什么。把这些杂念撇去，再回到河岸边，关注在自己头脑中出现的想法，把它写在落叶上，让其随着落叶漂流在水面。

保持这样的状态至少五分钟。旁边放一块表或是钟来看自己是何时开始的。回答下面的问题会对你有所帮助。如果你现在已经清楚指令的话，就继续，闭上眼睛开始做练习吧。

在自己注意到出现某个念头之前需要花多少时间？

_____

如果你让水流动起来，然后又停了下来，或是自己的思绪飘向了别处，那么请写下这之前发生了什么：

_____

_____

如果你无法在脑海中想象出河流的形象，那么写下你在想什么，才使得自己无法投入：

_____

_____

你可以把无法流动的河流看成是认知融合，而把河流流动的情形看成认知解离。许多时候，我们都和自己的想法融合在一起而浑然不觉，而这样的练习就会特别"痛苦"。如果你认为"我没法正确地做好这个练习"或是"这个练习对我不管用"，那么这些想法也许会让你轻易地就融合在其中。在许多情况下，你可能甚至没有注意到这些只是想法而已。其他一些难以摆脱的想法还包括情绪上的想法、对比的想法，以及短暂的或随意出现的想法。

你可以经常重复这个练习，看看自己是否能随着时间的推移更好地让这条河流流动起来。

客观看待自己的想法和感觉

当你观看外界的物体时，很显然，物体和你之间有一定的距离。而当感觉和想法出现在你的脑海中时，你也很难看见，很难为其留出余地。将自己痛苦的想法和感觉拿出来，这样有助于你仔细地对其加以审视，看看是否有必要与其进行抗争。

练习：描述想法和感觉

从第1章的痛苦清单里，或是从第5章的每日痛苦日记里选出一件令你痛苦的事情，花一分钟的时间来感受一下。现在，在你的想象画面中，把这件痛苦的事情甩到自己面前的地板上，一两米远的距离（休息一下，确保自己不会忘了这件事。稍后的练习中，我们会教你如何将这个痛苦的经历再拿回来）。把这件事放到地板上以后，回答下面与其有关的问题：

如果这是有颜色的，那么会是什么颜色？ ＿＿＿＿＿＿＿＿＿＿

如果有尺寸，那么它有多大？ ＿＿＿＿＿＿＿＿＿＿

如果有形状，那么它是什么样子？ _____

如果有力量，那么它有多大的力量？ _____

如果有速度，那么它能有多快？ _____

如果它有质地，那么摸起来会是什么感觉？ _____

现在，看看这个东西。这就是你的痛苦在你的意识之外的象征形象。看看自己是不是可以放松和它的抗争。有这样的形状、颜色、结构和诸如此类特征的这么一个东西，它一定是你无法接受的吗？这个经历里到底有什么想法是你无法接受的呢？这个东西一定就是你的敌人吗？说到底，这可怜的家伙也无处可去啊。

现在，花几分钟的时间在下面写下你对这个"痛苦怪物"的印象。特别注意那些你对这个家伙的想法和情感，看看自己是不是可以放松一些和它的对抗。

_____

_____

_____

如果你发觉自己对这个"痛苦怪物"有抵触、对抗、厌恶、评价等情绪，那么就让它待在那儿（离自己一两米远），但是把它往边上挪一挪。现在，当自己出现抵触情绪时，把这样的情绪放在面前，挨着这个"痛苦怪物"。把抵触情绪拿出来以后，回答下面与其有关的问题：

如果这是有颜色的，那么会是什么颜色？ _____

如果有尺寸，那么它有多大？ _____

如果有形状，那么它是什么样子？ _____

如果有力量，那么它有多大的力量？ _____

如果有速度，那么它能有多快？ _____

如果它有质地，那么摸起来会是什么感觉？＿＿＿＿＿＿＿

现在，看看这第二个物体。这就是你的抵触情绪的象征形象。看看自己是不是可以释放一些与它的对抗。释放并不意味着要积聚更多的对抗，而是去体验这个象征形象的形状、颜色、质地等。在这个体验里有什么是你无法容忍的吗？这个对抗怪物一定就是你的敌人吗？你能不能把它看成是不时出现的个人体验呢？说到底，这个可怜的家伙也是无处可去啊。

如果你能放下和第二个东西之间拔河的绳索，那么瞄一眼第一个家伙。它在尺寸、形状、颜色等方面看起来有什么不同吗？如果有的话，写下你观察到的情形：

＿＿＿＿＿＿＿＿＿＿＿＿＿＿＿＿＿＿＿＿＿＿＿＿＿＿＿＿＿

＿＿＿＿＿＿＿＿＿＿＿＿＿＿＿＿＿＿＿＿＿＿＿＿＿＿＿＿＿

＿＿＿＿＿＿＿＿＿＿＿＿＿＿＿＿＿＿＿＿＿＿＿＿＿＿＿＿＿

准备好了的话，就把它们都带回来，一个一个来。尽量以慈爱的方式来做，就像是欢迎孩子们回家一样，尽管一天下来他们又脏又臭，精疲力竭。虽然在欢迎他们回家时可能不喜欢他们的样子和味道，但这些无人看管的可怜家伙也无处可去啊。

不同的声音

认知解离的练习有时会很好玩。当我们对自己说"我觉得压力太大，感觉要爆炸了"或是"我是个坏人"的时候，可以通过改变这些常见的想法来去除这些念头对我们的融合，这会很管用。如果这些好玩的办法用得正合时宜的话，会非常令人放松。下面就是一些示例。

非常缓慢地说　　试着非常缓慢地说出困扰自己的想法和感觉。

假想就像每分钟45转的唱机在以33转播放一样。你会发现每一次呼吸说一个词的速度刚刚好。比如，假设你陷入"我是个坏人"这样的念头中，你就可以把这句话拉长，吸气的时候说"我"，呼气的时候说"是"，再吸气时说"个"，再呼气的时候说"坏"，最后吸气的时候说"人"。

用不同的声音说　　另外可以采取的办法就是用不同的声音大声说出自己的想法。比如，假设你觉得"我真是没用，我好像什么事情都做不好"，那么就用特别低沉或是特别尖厉的声音讲出来，要不就用米老鼠式的声音，或是华生的声音；还可以试着用自己最不喜欢的政治人物的声音，只要是你能想得出来的声音都可以。这么做的意义并不是非得要改变你对自己想法的感受，而是要让你意识到这些不过是你的想法而已，你要怎么对待这些念头完全取决于你，而不是由你的语言机器来决定。

创作一首歌　　试着把自己难过的想法都写成一首歌，或者可以把某首流行歌曲的调子改变一下。以饱满的声音唱出来："我的思想里充满了悲伤的念头。"你能想到的任何歌曲都可以。不要在歌曲里嘲笑、讽刺，或是批评自己的念头。只需要留意，自己在唱着的这个调子是自己的各种念头。

播报坏消息　　假想自己的负面思维是一个电台，然后用电台播音员的声音播报："这里是坏消息电台！我们的频率是24/7。记住所有的坏消息在这里全天候播报。这里是坏消息电台！现在播报简讯。'某某（说出自己的名字）'是个坏人，她认为自己没有达到应有的好的标准！请在11点收听更多新闻。"不管发生了什么事，都继续用这

116

样的方式"播报"。(如果有什么"积极的"事情发生的话,你仍然可以播报,但播音员的声音也许就该非常沮丧了。毕竟,"这是坏消息电台!所有的坏消息全天候播报!")

稍后,我们会给你一些类似的练习,最终,你来决定自己采用什么。这些方法的目的是一致的,就是要帮助你对抗语言机器,而不是陷入由语言机器构建的世界中。

描述和评估

因为我们的想法非常有说服力,所以我们会倾向于把它们看成是外部世界的一部分,而忘记了这些是自己产生的,于是对这个我们在不知不觉中构建的外部世界感到无比郁闷。要打破这个循环的一个好办法就是学着去关注描述和评估之间的不同。

描述是用言语表现事物或是事件可以直接观察到的部分或是特征。这些部分或是特征是一个事物或是事件的主要特征。也就是说,这些特征不依赖于你的独特经历而存在;说得通俗一点,不管你是否和这些事物发生关系,这些特征都不会改变。

例如:

这是一张木制的桌子(桌子是坚硬的、固体的,有四条或是更多的桌腿,等等。这张具体的桌子是木制的)。

我觉得很焦虑,心跳很快(焦虑包括某些情绪、感觉和冲动。这个例子里包括了快速的心跳)。

我的朋友对我大声吼叫(他/她朝我吼叫,而且很大声)。

评估则是你对事件或是其某些方面作出的反应。我们可以将事件进行对比，并贴上评价的标签（比如好或坏，喜欢或不喜欢，能忍受或不能忍受，粗鲁或礼貌，禁止或允许，等等）。评估是次要特征，次要特征是以我们和事物、事件、想法、情绪和身体感觉的互动为中心的。

例如：

这张桌子挺不错（挺不错是我们和桌子之间的关系……并不是桌子本身的属性）。

这样的焦虑难以忍受（难以忍受是我们对焦虑的评价，而不是焦虑本身）。

朋友对我吼叫是不公平的（不公平是我对吼叫的评价，并不是吼叫本身的特点）。

我们产生的许多痛苦都是因为错把评估当成了描述。我们经常认为自己的评价意见就是事物的首要特征，因此把它们当成了描述。但是当我们仔细审视自己的评价意见时，就会发现其可疑之处。

练习：探寻描述和评估之间的差异

在这个练习中，我们希望你能尽量自己辨认出描述（主要特征）和评估（次要特征）的不同。在应对外部世界时，要区分这两种特征之间的不同会相对容易些，因为一旦你不存在，这些次要特征也就不存在了，而主要特征却不会。如果这个宇宙中的任何角落都不存在活着的生物，那么一张不错的桌子的"不错"的特征会怎么样？这个特征将不复存在。那么木制的桌子的"木制"的部分呢？还是木制的。但要用此来讨论自己的内心状态，就有点困难了，因为用单凭经验的方法行不通，但如果我们先在外部事物上稍加练习的话，也就能用同样的方法来处理想法和情感了。所以，我们就先从一些切实的事物开始吧。

现在，列举出一些树的特征：

主要特征：（叶子，颜色，等等。）_____

_____

次要特征：（丑陋，凶兆，漂亮，等等。）_____

_____

列举出你最近才看过的电影的特征：

主要特征：（90分钟长，女主角是卡梅隆·迪亚兹，等等。）

_____

_____

次要特征：（无聊，兴奋，冗长，应该更有戏剧性，卡梅隆·迪亚兹很热辣，等等。）

_____

_____

列举你的一位亲密朋友的特征：

主要特征：（身高，头发颜色，等等。）_____

_____

次要特征：（聪明，愚钝，漂亮，丑陋，好，坏，等等。）

_____

_____

现在，试着辨别一下自己情绪感受中的主要特征和次要特征的不同。

先在这里简要地记下自己感觉到痛苦的情绪：_____

现在，列举出这个感受的特征，像刚才做过的那样。记住，主要特征是这个体验的直接属性，而次要特征是你对这个体验的判断或评估。例如，惊恐症发作的人会把心跳加速和头晕列为这个感受的主要特征，而把"这是我这辈子最糟糕的感受"作为症状发作的次要特征。

主要特征：＿＿＿＿＿＿＿＿＿＿＿＿＿＿＿＿＿＿＿

＿＿＿＿＿＿＿＿＿＿＿＿＿＿＿＿＿＿＿＿＿＿＿＿＿

次要特征：＿＿＿＿＿＿＿＿＿＿＿＿＿＿＿＿＿＿＿

＿＿＿＿＿＿＿＿＿＿＿＿＿＿＿＿＿＿＿＿＿＿＿＿＿

能够分辨出描述和评估，就可以使你自由地辨认出什么时候思维是在记录下或是关注到自己实际的感受，什么时候思维又是在对感受作出判断。你可以将这样的辨别工作扩大到自己"贴了标签的想法"上，这是在本章前面部分出现的"给自己的想法贴上标签"的练习。比如，你可以这么说："焦虑是不好的，这是我的评价。"

再多几个认知解离的技巧

下面列出更多的例子，是 ACT 临床医师们当前采用的认知解离的一些方法。如你所看到的那样，方法还不少。事实上，这不过是相当小的一部分，因为每天都有新方法出现。当你理解了认知解离的原则以后，自己也能很容易地创造出这些方法。

事实上，这也是我们打算帮助你实现的。我们把这些例子列举出来，有两个原因。首先，你也许可以把其中的一些技巧运用在自己的生活中，从而进一步推动自己在认知解离方面的实践。第二个原因是想向你表明，这些技巧非常多，如果你能都浏览一下的话，肯定能帮助你创造出自己的方法。

认知解离的方法示例	
思　　维	将"思维"看成是外部事物，当成另外一个人来看待（比如，"好吧，我的思维又来了"或是"我的思维又开始担心了"）
心理感激	当你注意到自己的思维又陷入焦虑和各种念头中时，要心怀感激，对其产生出的结果表现出艺术般地欣赏态度（比如，"今天你焦虑得不错！感谢你输入的信息！"）。这绝不是讽刺……毕竟，语言机器做的正是数千年来它被指定要做的事情："解决问题"和"避开危险"
保证开放的心态	如果你注意到自己在出现负面内容时开始和自己的内心做斗争的话，那么问问自己，这些负面内容是不是可以接受，尽量去接受
只是关注	在谈论个人体验时，使用观察的语言（如，注意到）。例如，"那么，我正注意到自己现在正对自己做出判断"
"陷入"想法	运用积极的语言来区分只是出现的想法和自己相信的想法之间的区别。例如，"我猜我是在'陷入''我很坏'这个想法"
弹出来的思维	想象自己负面的声音是网页上弹出的广告
来自烦人的手机	想象自己负面的声音是无法关掉的手机（比如，"喂，我是你的思维。你有没有意识到自己应该焦虑？"）
寻找感受	坦率地寻找更多素材，特别是感觉难过时。如果你的思维告诉你不要做某事，这件事会令人恐慌但值得一做，那么要对自己的思维为自己提供了这么一个大暗示而心存感激，并且要兴致勃勃地去做这件困难的事
把它暴露出来	把自己准备去除的负面评价写下来（比如，吝啬，愚蠢，愤怒，不可爱等），把它写在姓名牌上，戴上。不要向任何人解释，坚持一会儿……感觉一下将其暴露出来是什么感觉
思维T恤	想象自己把准备去除的负面评价用粗体字写在自己的T恤上。如果你觉得自己够胆大的话，也可以真的这么做
想想反面	如果你的思维停止运转，那么就一边故意做事情，而一边试着发出相反的指令。比如，起身走动并且说道："在我读这个句子的时候我不能动弹！"
想法不是原因	如果某个想法成了某个行为的障碍，问问自己："可不可以把这个想法看成仅仅是想法而已，并且同时做某事？"试着一边故意想这个想法，一边做想法所阻碍的事情
公车上的怪物	把可怕的个人经历看成是自己正在驾驶的公车上的怪物。看看自己是否能保持驾驶，而不是被怪物摆布或是把它们赶下车

认知解离的方法示例	
这里谁说了算	像暴徒一样地对待自己的思维，使用鲜明的语言。这究竟是谁的人生？是思维的还是你自己的
这样有多久了？我是这样的吗	当你接受某个想法时，倒退一步，问问自己："这样的情况有多久了？"或者"我是这样的吗？"
这到底是在为谁服务	当你接受某个想法时，倒退一步，问问自己："接受这样的想法是在为谁服务？"如果不是为自己的利益服务的话，不要再接受这个想法了
好吧，你是对的。又怎么样呢	如果你是在为"正确与否"而抗争，甚至这样也不能使你进步的话，那么假设宣布你"正确"，现在问问自己："正确又怎么样呢？我实际上要做些什么才能由此创造出更有价值的生活呢？"
去掉"但是"	在现实生活中，把所有指陈自己的"但是"的用法都换成"并且"
为什么，为什么	如果你发觉自己因为"寻找原因"而困惑，那么就不停地向自己发问，为什么这件事会出现，以及为什么这件事会这样发展，直到问得自己不知如何回答为止。这样有助于你发现该行为是多么肤浅，并且让你明白逃避感受是如何产生不在场的痛苦的。比如："我做不了。"为什么？"因为我觉得很焦虑。"为什么焦虑就说明你做不了？"啊……不知道。"
创作新故事	如果你发现自己纠缠在自己生活中某个"有逻辑的"，但是悲伤的故事中，而且你困惑为什么事情一定要像这样发生时，那么写下这个故事，然后抽出所有的描述性的事实，用同样的事实来另写一个故事。一直重复，直到自己愿意接受过去会出现的新的可能性为止
你愿意选择哪一个	如果你是为了"正确"而抗争，哪怕不能推动你向前进也无所谓，那么问问你自己："我愿意选择哪一个？正确还是有活力地生活？"
试着不去想某件事	明确列出自己不愿意去想的事情，然后注意到自己的确在想这件事
找出无法评估的东西	如果你发现自己纠缠在负面评价中，就环顾一下屋子，看看如果自己愿意的话，其实可以对每一件东西都做出负面评价。所以你又为什么要有所不同呢？这就是思维在发展过程中会做的事情
这对我有多少作用	当你接受某个想法时，退后一步，问问自己："这个想法对我有多少作用？"如果一直以来都没什么用的话，问问自己："我应该受什么来支配，我的思维或是我的经验？"
带上卡片	把难过的想法写在3 cm×5 cm的卡片上，随身携带。这个练习是一个隐喻，表明你可以在不丢弃过去的同时掌控自己的人生
带上你的钥匙串	把痛苦的想法和经历都分配给自己的钥匙。每次用钥匙的时候，都在心里想，某个想法不过是想法而已，要随身携带自己的钥匙串和自己的想法

创造属于自己的认知解离的办法

如果你已完成了上述工作，并对本章的技巧加以练习，能够达到理解认知解离的程度，那么你也能创造出自己的方法。能做到这一点的话，就能在自己需要的时候认知解离。

先从自己对抗的想法开始。在空白处写下来：

_____

_____

现在想象一个情景，在其中，词汇不是自己相信或不相信的东西，而只是自己注意到的东西。比如，什么时候自己有可能读到或听到词汇，但是却不在意其中的内容？什么时候自己有可能以娱乐的心情来阅读或是倾听词汇，或者什么时候词汇的字面意义并不重要？在这里写下示例（比如，在我读《国家询问者》[1]上面的故事时，当我听喜剧演员台词时等）：

_____

_____

现在，构建一个认知解离的技巧，该技巧与你对抗的想法以及上面这个问题的答案有关。描述一下当你以这样的方式（例如，处理这类想法的方式，或是喜剧演员处理这类想法的方式）想到_____"写下难以对抗的想法"时，是怎样的情形：

_____

_____

1　《国家询问者》，美国的一本新闻类杂志，多以八卦消息为主，如明星的私生活等——译者注

现在，我们来使用这个技巧。在脑海中想到这个问题，然后好好地使用一下这个技巧。一直做，做到你觉得可以评估其效果为止。

你这么做时发生了什么，写下来：

_____

_____

_____

_____

在你使用过这个技巧之后：

· 是否能更好地把想法仅仅看成是想法而已？

· 这个想法的可信度是不是降低了？

· 这个想法带来的痛苦是不是减弱了？

如果你的答案有2个或是更多的否定的话，再多试几次这个方法。如果情况还是如此，那么说明这个认知解离的方法不适合你，再试试开发些别的方法。如果你基本上都回答是（特别是头两个问题），那么你已经在练习认知解离的技巧了。

什么时候认知解离

因为融合无处不在，随时可见，应用于万事万物，无休无止，我们对此毫无知觉。下面的提示表明你正和自己的想法融合在一起：

· 你感觉想法很老套，似曾相识，沉闷乏味

· 你陷入到了自己的想法中，外部世界暂时消失

· 感到自己的思维在作比较和评估

· 心理上觉得自己身处别处或是在另一个时间段

- 思维上有沉重的"对或错"的感觉

- 思维很忙碌或很困惑

如果你不采取最佳的行为方式而任由这些情形出现的话，就等着和自己的想法融合在一起吧，但如果你能意识到其中任何一个的话，就使用自己的认知解离的技巧。

这个进程下一步要做的就是对自己的想法、感觉和身体感受保持警觉。本书接下来的两章将会告诉你什么是正念，以及如何与当下保持关联。

7

如果我不是我的所思，
那么我又是谁

在第5章和第6章里，你已经开始学习如何与自己的想法拉开距离。在某些情形里，如在准确听从指令（把"我是个焦虑的人"看成是真实的现状，甚至没有想到这不过是个想法而已），给出理由（"我很焦虑是因为在童年时期的经历导致了我的焦虑"），或是情绪控制（"我只有消除了焦虑，才能生活"）中，类似的这些想法都会令人无法自拔。

最令人无法自拔的念头是那些在错误语境下所作出的评估和自我概念化的想法。你应该还记得，评估和自我概念化是思维融合最主要的两种形式。评估是你对内部和外部事物所做出的主观判断，特别令人讨厌，因为这会使你很容易地就采取无用的逃避方法。

因此，在认知融合主宰了你的思维进程时，就不太可能拥有接纳的心态了。你应该也还记得，认知融合就是从自己的想法来看问题，而不是审视自己的想法。当你陷入到认知融合中时，你就会把自己思维里所做的陈述当成是真实的现状，而没有意识到这些陈述不过都是不断发展的认知过程的产物而已。

考虑一下你的自我概念化

自我概念化是指你的思维像人一样对自己作出评价,而你于无意识中将其当作真实的现状来接受。自我概念化令人讨厌是有其特殊原因的,因为它加强了心理上的僵化程度。

比如,思考一下下面的问题,在空白处填上自己的第一反应。如果你有多个想法,也尽管写下来。

我是_____

_____的人

我不是_____

_____的人

我最喜欢自己的部分是_____

_____

我最不喜欢自己的部分是_____

_____

我受委屈是因为其他人_____

_____

我不擅长_____

_____

看看自己其中的一个负面评价。专注于此。现在,假设出现了奇迹,不需要你对过去的经历或是处境有任何改变,这个问题就自动消失了,而你还继续自己的生活。比如,假设你在"我是____的人"的空格里写下了"是有广场恐惧症的"回答。突然广场恐惧症消失了,而不需要你过去的经历有任何改变，也不需要你变成另外一个人，或者是出现完全不同的场景，那么问问自己：广场恐惧症消失对谁造成损害？

如果你觉得这个问题没什么意义，那么坐下来，待几分钟。再拿这个问题问问自己：谁在这件事情上做错了？

你是不是看出来了，正是你给自己贴上了标签，编造了故事和理由。虽然你讨厌这样的标签（比如，你也许会讨厌自己有广场恐惧症这样的想法），但如果你以一种融合的方式，将这样的标签运用到自己的行为中，你就是在强化这样的标签。如果有证据支持这样的标签，那么至少表明自己是正确的。充满悖论的是，这也意味着你的思维在悄悄地强化本来就已经僵化存在的事物，即便你现在正备受折磨也不会有所改观。

不管你是如何看待自己的某一方面，问题在于一旦你认定了自己具有某方面的特点，就会歪曲地看待这个世界，以期能保留自己对自身的看法。正面的看法和负面的看法具有同样效果。例如，假设你对"我最喜欢自己的部分是……"的回答为"我很善良"的话。那么很好，但你是不是总是这么善良呢？随时随地吗？对每个人都是吗？……撒谎！

人是很复杂的。不管什么时候，当你说"我是×××"时，你都无法讲出全部真相，肯定会有你不是×××的时候。不管×××是正面的还是负面的评价，并不重要。如果你写下"我是个焦虑的人"，那么也可以肯定你能想得出自己不焦虑的时候。但是请注意，当你意识到×××并不是百分百准确的时候，自己是什么感觉。对我们大多数人而言，意识到这一点会带来一丝不安。

这样的不安不仅仅是因为自己可能"搞错了"，也因为我们想要知道自己是谁。再想一下你在上面写出的某个负面的自我概念。专注于此。现在，用你在第5章和第6章里学到的认知解离的方法，将自己彻底地和这个负面的自我概念拉开距离。也就是说，从自己的想法里认知解离，以警惕的姿态来看待自己的想法。观察它，但并不对其作出判断。

在这个过程中，你可以使用前面章节里提供的任何方法。例如，假设你在"我是个____的人"的空格里写下的是"沮丧（的）"这样的词汇，并且假设你现在已经能很好地把自己的想法看成只是想法，承认其存在，并且任其随意浮现。那么，在这样的情况下，你就可以使用像这样的方法："我现在正有这样的想法，认为自己是个沮丧的人。感谢我的思维给我输入了这样的信息！"然后像第6章里提到的那样，让这样的想法像落叶一样随波漂流。

如果你能做到这一点，坚持完成这个想法所产生的其他想法，这样你也许就能发现，其他形式的僵化念头和其附属的念头是从什么地方产生出来的了。假设你能对所有的自我概念做到认知解离呢？假设上面出现的每一个自我概念（以及由其他问题所引发的无数问题）至少在相当程度上，都只不过是产生的念头而已呢？刚好就这样。如果真是这样的话，那么我们又要面对别的问题了。

我曾经遇到过一位焦虑的当事人，在他对自我概念进行认知解离的练习中，他的大多数自我概念都是非常负面的，随着我们工作的推进，起初，这位当事人一个接一个地放开那些可怕的自我评价，房间里的气氛也轻松起来。但是，过了一会儿，当我们开始真正地推进时，气氛变了。这位当事人也变得烦躁不安。最后，他问道："如果我不是我的所思，那么我又是谁？"在他的声音里有一种真正的恐惧，看起来他就像要死了似的。是的，从某种意义上来看，他是这样的。

自我的三个意义

根据强调 ACT 的语言理论，从我们的语言能力中至少产生出三个意义的自我：概念化的自我，自我意识不断发展的自我，以及观察的自我（Barnes-Holmes，Hayes & Dymond，2001）。

概念化的自我

概念化的自我就是指你自己成了语言归类和评估的对象。语言上表现为"我是"，比如：我是年老的；我是焦虑的；我是吝啬的；我是不可爱的；我是甜蜜的；我是漂亮的；等等。概念化的自我充满了内容。所谓的内容就是你自己向自己兜售的故事和人生，包括所有你接受和整合进语言的关于自己的想法、感觉、身体感受、记忆和行为倾向。你可能对这样的自我再熟悉不过了，因为这是你将平常的语言应用在自己身上和自己的生活中所制造出来的产物。

在使你陷入痛苦这方面，概念化的自我是最危险的。因为概念化的自我为自己的行为找到了理由，并且还使自己的经历保持了一致性。这样的一致令人备感舒服，但也令人窒息，最后会无情地导致"老一套"的局面。你有没有注意到，如果某人认为自己无足轻重的话，生活中的很多事情好像都会印证他这样的想法？或者你有没有观察到，如果某人认为自己是受害者的话，结果在某种程度上她就总是（在意识中或是在现实里）处于受害者的地位？

如果你正承受着焦虑、抑郁或是压力的折磨，那么确认这些失调的状态也几乎就是概念化的自我的一部分。你的情绪问题已经变成了你对自己讲述的人生内容的一部分。这么说并不是要你把这些事实都当成是假的。你的大多数现实可能基本上都是正确的，但是焦虑和抑郁并不是你人生的全部，而且，它们可能是一些你并不了解的东西。

练习：复述自己的故事

在下面的空白处，写下你痛苦的故事，就像你还没有开始读这本书之前会描述的那样。简短一点，描述出你主要的问题，以及这些问题的历史、处境，还有你对它们为何出现在你生活中的分析。

现在，回过头去读一下自己刚才写的内容，在事实下面划上横线。事实是描述性的，而非结论性的东西。去掉所有肤浅的分析（使用了像"因为"这一类的词，可以判断为是肤浅的分析。如果出现肤浅的分析，不要在下面划横线）。现在把事实从你刚才写的内容中提取出来，然后用所有的事实来写一个完全不一样的故事，结局也完全不同。

这并不是承诺，预测，或是评估，这只是练习而已。看看自己是不是可以把这些客观的事实融入到一个截然不同的故事中去。

_____

_____

_____

_____

_____

_____

现在，观察一下，同样的事实在两个故事中，其意义是如何变化的，又是如何变得截然不同的。如果你觉得这么做有难度，或是看不出来这样做的意义何在，那么用同样的事实，再写一个故事，写一个包含了所有事实的不同的故事。然后，再看看同样的事实在两个故事中，意义如何变化，如何变得截然不同。

在指导你做这一切的时候，我们并不是要说没有什么不可能，或者说人生没有极限。我们肯定也不是像你通常想的那样，要嘲笑你的人生故事。确切地说，我们想表明的是 (a) 你人生故事里的事实并不能决定会出现在什么故事里，不管你的思维如何对你讲述，仍然可能出现许多故事版本。而且 (b) 事实很重要，因为这是故事的组成部分。这也就意味着真正至关重要的部分其实是可以改变的。我们知道，事实是无法更改的。但是与事实有关的故事，以及由这个故事产生出来的自我概念，构成了我们人生的方方面面，而我们一直以来也拒绝对这些方面加以改变，因为我们执着于此并与此融合成为一体。也许这些方面（我们的故事和我们对故事的执着）是可以改变的。

看到自己一直以来武断地坚持着的自我概念其实可以有新的表述方式，就在眼前，在现有的版本之外，实在是一件令人兴奋的事情。但是要以开放的心态来超越自我概念，也是挺让人胆战心惊的。毕竟如果自己不是自己的想法，那么自己又是谁呢？

当你放开对自我概念的执着之后，你就会像个孩子一样，对任何可能发生的事情抱以开放的心态，并且愿意接纳所发生的一切。但首先，你必须放弃对自我概念的执着。只有最勇敢的人才能够在没有找到心理着陆点时就这么做。正是因为如此，我们会先在自身寻找一个支持者，然后再在本章的后面部分回到概念化的自我这个问题。

自我意识不断发展的自我

自我意识不断发展的自我是指当下流动的、持续不断的个人体验。它和概念化的自我有相似之处，因此，你也会对自己进行语言上的归类，但又和概念化的自我有所不同，因为这种归类不是总结性的、评估性的，而是描述性的、非评价性的、眼目下的，并且是变化的："现在，我感觉到了这样。""现在，我正在想那样。""现在，我正记起了这个。""现在，我正看见那个。"

有许多证据表明，这样的自我意识对心理的健康运转至关重要。比如，无法辨明自己情绪感受的人就是患上了"述情障碍（或情感难言症）"。这种临床上的缺陷和许多心理问题有关。如果你知道这样的缺陷和逃避感受紧密联系在一起的话，想必是不会吃惊的（Hayes，Strosahl et al.，2004）。一个无法观察和描述自己当下感受的人，是在对眼下发生的事情装聋作哑。

我们已经学会通过辨明自己的感受来讲出个人的经历和现在的行

为倾向。比如，要问一个孩子"你饿不饿？"时，换成这样的方式"如果我给你些吃的东西，你会吃吗？"有时非常年幼的孩子会很难准确地回答这个问题，因为他们的自我意识还处在发展阶段，还没有掌握情感和感觉的意义。结果就是，他们可能会回答不饿，过了几分钟以后又向你要东西吃；要不就是他们可能回答饿了，但又对面前的食物挑挑拣拣，因为事实上他们并不饿（每个做父母的人都知道年幼孩子的这种"言行不一"）。

削弱了融合和逃避，就更有可能与当下和当下的体验产生联系。长期的情感逃避者不知道自己的感觉，是因为他们不知道这本身就是逃避最强烈的表现形式。

对自我概念的执着占据主导地位时，将自我看成是不断发展的进程的自我意识就会减弱，而注意到自己和主导的叙述不相协调的反应则会对概念化的自我产生威胁。比如，假设一个人"总是乐于助人又讨人喜欢"，那么要让其承认当下有愤怒、嫉妒、仇恨等这样的感觉或是想法出现，就很困难。而认知解离和开放的心态会自然地支持自我的不断发展的意识进程。

观察的自我

虽然观察的自我是自身最重要的部分，但很有可能这是你从语言的层面上最不熟悉的自我感觉，而观察的自我已经和你共处了很长时间了。它有许多别名：语境下的自我，超验的自我，虚无的自我，以及观察的自我，不一而足。我们在本书中使用最后一个术语。

和概念化的自我与自我意识不断发展的自我不同，观察的自我并

136

不是语言关系的目标。这就是我们为什么对此"了解"得最少的原因。观察的自我并不是可以直接描述出来的有内容的自我意识。但是，支持 ACT 的理论表明，观察的自我是语言使用的结果，并且对心理健康也至关重要。

在你还年幼、牙牙学语的时候，就学会了要从一致的角度来描述事物。当你描述自己吃到的、看到的，或是做过的东西时，就要从这个相对一致的角度出发。

想想这个问题："这里"是哪里？很小的孩子就很难对此有概念。"这里"不是什么特定的地点，像是某个地址或是房间的角落，确切地说，是以此为基点的观察点。除此以外的其他地方都是"那里"。

想想这个问题："现在"是什么时候？很小的孩子也很难对此有概念。"现在"不是特定的像星期一或是下午6点这样的特定时间，确切地说是以此刻为基点来进行的观察点。除去此刻以外的任何时间都是"那时"。

同样的，再想想这个问题："我"在哪儿？很小的孩子对最后这个问题同样没有概念。"我"同样是以此为基点的观察点。从别的角度所做出的观察就成了"你"，而不是"我"了。

这些语言关系都是直证的，是用来指出或者表明事实的。直证关系只能通过证明来掌握，因为它并不是物质现实，而且和观察的角度有关。

感觉从某一点来进行有意识地观察，的确是一种奇怪的感觉，因为这样的体验好像是没有边界的一样。从意识中永远也无法感觉到其界限，因为所有的语言信息都和你是掌握信息的人这个事实有关。回到你孩提时期的记忆中去，回想某段回忆，可以是愉快的，也可以是痛苦的。用点时间再体验一下这段回忆，看看是不是可以建立这样的感觉，好像自己是以当时的眼睛来看这个世界的。现在回答这样的问题，看看自己是不是可以从感受的角度（而不是从逻辑的角度）来给出答案：在这件事情的发生过程中，是谁在经历这件事？

现在再回答另一个问题：今天早上吃掉你的早餐的是谁？在脑海中勾勒出画面，并且再一次看看是不是可以建立这样的感觉，好像自己是从自己的眼睛来观察这个世界的。

现在，注意一下是谁在读这本书。同样再一次感觉一下，是不是可以建立这样的意识：自己是用自己的眼睛来看待世界的。注意，此刻在这里读书的人是你，也要注意到在这双读书的眼睛之后的人也就是早上吃掉早餐的人和童年时期的你。你就是你的整个人生，虽然你的想法、感觉、角色和身体都有了许多变化。就在此刻当你凝视着书上的印刷字体时，留意一下是谁在凝视，打个招呼：嗨。

作为一个有意识的人，你从孩提时期开始就是你自己，婴儿时期的健忘已经消失（大概就是同时期产生了这些直证关系：我 / 你；这儿 / 那儿；以及这时 / 那时）。这个"我"就是我们所说的观察的自我（Deikman，1982）。这是一种超越时空的感觉，只可意会，无法言传，因为这样的感觉是和你如影随形的。不管在你身上发生了什么，这个"我"都是这个经历的语言知识的一部分。

这个"我"是没有界限的，因为你不可能在没有"以自我为出发点"的情况下体验任何事物（或者准确地说，你知道是自己去知道）。为什么会这样呢？因为如果没有这样的出发点，也就没有持续的意识；

也就无法从心理视角来观察已知的事物。

如果这种自我意识在体验上是没有界限的（也就是说，被正在体验的人体验），那么也就无法被完全体验。这是非常特别的。几乎我们能描述出来的每一件事都可以作为一件事物被体验：就好像这件事有其已知的边界一样。但是在这里，在语言知识本身里，有的只是"虚无"的自身。我们也许会相信这样的角度感是有边界的（比如，我们认为自己有时候是无意识的），但我们无法直接体验到这一点（比如，我们无法在无意识时意识到这一状态）。此时，在语言知识自身里，情形并无差异。同样，并无差异的事物还包括虚-无（我们的语言后来将其写成"虚无"）和"存在"。就是这样。这也就难怪东方的哲学家们会把这种"存在／虚无"的自我感觉用奇怪的谚语表达出来了："不管你走到哪儿，你都在那儿。"

在上一章进行认知解离的练习中，你可能已经感受到了自己观察的自我。你应该可以看着自己的想法随着思维之流漂浮，而并不执着于其中。但是这个观察你的思维的观察者是谁呢？在回答这个问题的时候，不要把这种自我意识变成事物。自我意识并不是什么东西。你可以间接地感受到这种意识，比如，在超验的平静感觉时，或是平和的时候。对某些人而言，这样的感觉很可怕，因为这样的感觉就好像陷入了虚无一样。从不带偏见的角度来看的话，的确是这样。

我们希望把这个观察的自我带给你，让你和本书的这一部分有更亲密地接触，因为正是从这一点出发，我们才完全有可能做到接纳，认知解离，活在当下，以及珍惜重视。这是亘古不变的，倒不是因为其本身是不会改变的事物，更确切地说是因为它根本就是虚无。

做观察的自我

　　和观察的自我发生联系是一种体验。我们没有什么简单的公式可以教给你来把握这种意识和存在中更美妙的感觉。道路是，也必然是，曲折的，因为之前我们讨论过原因：这种自我意识并不是什么东西（至少是不能从内心体验到的）。我们在这里能够做的就是为你提供练习和比喻，好帮助你找到正确的方向。对大多数人来说，这就足够了，因为这样的感觉在你的人生中一直陪伴着你，只不过是被意识湮没了而已。因此，我们要做的并不是建立什么或是发现什么，而更是像记起我们一直都很熟悉的东西，就像记起多年来在脑海里一直默默哼唱的那首歌曲一样。

国际象棋的隐喻

　　假设有一副向各个方向无限延伸的国际象棋棋盘。在这副棋盘上各个棋子开始粉墨登场。有白的，也有黑的，就像真正游戏中的棋子一样。它们向棋盘中间聚集，在棋盘的不同区域结成不同的联盟。

　　现在假想每一个棋子都代表一种不同的情感、认知、记忆，或是感觉。有些棋子是积极的：比如幸福、快乐、愉悦的情感，以及美好的记忆，这些都聚在一起组成了一个团队。而另一些棋子则代表了你的痛苦、害怕，以及失败。也许你正被沮丧困扰，或者被诊断患了焦虑症。看看在这些情形下集合在一起的负面想法和感觉是不是也组成了一个团队，但是这只团队和积极的团队非常不一样。

　　现在假想各个棋子开始战斗。这是一场漫长而又血腥的战争，棋子被砍杀和撞击的碎片散落在你周围。战争持续了许多年。黑子在和白子的搏斗中似乎稍占上风，而白子誓死回击，尽力不要被对手压倒。它们必须战斗下去，因为从"团队"的角度来看，对方的存在就是对自己性命的威胁。

在本书的引言部分，我们也在开头描述了类似的场景，但当时你是身处战场的。我们也强调，这本书的内容就是要教你如何离开战场，而不是如何赢得战争：

> 这个不知名的人，事实上，在任何时候，他或是她都能退出战场，现在就开始生活。战争也许还会继续，战场也在那儿。整个情势看起来也许和战斗发生时一样，但是战争的结果已经不再重要，自然也就丢弃了想要赢得战争以后再开始真正地生活这样看起来似乎很有逻辑性的想法。

当我们第一次读到这里时，可能会觉得这个概念太抽象。而现在你已经有所进步了，开始考虑那些把自己第一时间带入战场的想法不过是个幻象而已。你一直以来的行为举止都好像表明自己喜欢的情绪和感知的团队必须要赢得象棋比赛一样。那么只有在白子代表自己，黑子不代表自己时这样想才有意义。在这样的心态下，你就必须战斗到底了，因为正是对手直接威胁到了你的存亡。

如果"我是个坏人"这句话是百分之百准确的话，那么"我是个好人"这句话就被打败了，反之亦然。因此，你就无法选择远离或是放弃战斗，这是面临死亡的选择。所以战争必须继续，而你必须获胜，因为你已经跳到白棋皇后的背上，任命她全权代表你，她（也就是你）可承担不起退出战争的后果。

但假设没有任何一方棋子能代表你呢？要是真如想象的这样，那么你又是谁呢？你不可能是下象棋的人，因为下棋的人仍然是想要在战争中获胜的人，想要战胜另一方棋子的人。这只是和所有棋子相关的一部分比喻。如果你不是任何棋子——如果你能做你自己，对战争的结局并没有付出巨大的努力——那么你又是谁呢？

做你自己，不要做做不到的你

假设你是进行比赛的棋盘，情形又会怎样呢？想想看。这样是不是适合你？如果你并不局限于自己的痛苦，而是有意识地去承载痛苦，情形又会如何？这对你而言将意味着什么？

从棋盘的角度来看待事物，就和观察的自我搭上了线。从棋盘的层面而言，棋子占据着棋盘，在进行着永无休止的比赛。从"棋盘的层面"而言，它能做到的事情只有两件：（1）容纳这些棋子（所有的）；（2）在棋盘移动时也带着它们一起移动。为了能移动某些棋子，你必须要从自己是谁（人类对这些情感反应的有意识的感知，也就是，从棋盘的层面）的角度转变到自己不是谁（只辨明特定的情感、想法或是记忆，而不是其他的东西）的角度。换句话说，你从一开始就没有真正地参与到这场战争中，所有的一切不过是幻象而已。

下面的练习会帮助你短暂地与自己观察的自我搭上线。我们说"短暂地"是因为观察的自我从定义上来讲，并不可见。首先，它不可能作为事物被感知。其次，如果你对其加以审视的话，那么又是谁在审视呢？对其，你只能是惊鸿一瞥，就像落日的余晖一般。但是从非语言的层面上来看，它又无时无处不在，就像你坐着的椅子，或是脚下的地板一样，那么具体，那么确定。随着你逐渐体会到做自己（观察的自我）而产生的活力，而不需要自己的思维通过审视观察的自我来提供证据，这场战争也会渐渐地平静下来。你是否能从自己是谁的角度来看问题，而不是从自己做不到谁来看问题，对这场战争的平息至关重要。

练习：据体验来看，我并非如此

这是一个冥想的练习。指令很简单，因此，你可以记住指令后再做练习，而无须回头查看。只需要舒服地坐在椅子上，面前摆一张小桌子，靠着墙。桌上应该有几样东西。深呼吸几次，然后在有规律地深呼吸时，凝视墙上的某一点。坚持盯着这一点至少10~15秒。

在这样做的某一时刻（不要着急），你会突然感觉自己正盯着这面墙，因此，从体验的层面上看（从这个术语的某种意义来看），自己并不是这面墙。这样截然不同的感觉只能从直接的体验中获得。我们在这里所说的并不是词汇上的认为自己不是这面墙。如果是那样的话，我们又何必做冥想练习呢，毕竟我们很少有人会认为自己是一面墙。

如果你的思维又开始对这样的想法对错与否而在你耳边絮絮叨叨的话（"嗯，从某种意义上来说，你就是这面墙。毕竟，你是自己体验的总和嘛……"），那么要对出现这些念头心存感激，要注意即便你观察到了那样的想法，这个想法本身也不是你所观察到的那样，要把自己的注意力集中到这面墙上。不要让自己的思维翻涌不息，也不要想着用思维来对其作出判断。这不是语言练习，而是体验练习。

当体验到观察的自我和有意识地对事件进行观察的不同时，要对其加以关注，并且温和地放开这样的感觉（不要试着去相信这样的感觉，不然你的思维又会出现絮絮叨叨、争论辩解、阐述解释等状况了）。现在，把自己的视线转向桌上的某个物品，对这个新的物件重复刚才的过程（看着这个物件，一直到感觉到自己，作为有意识的观察者和自己体验到的意识之间的不同为止，不要只是从相信或是不相信的角度出发）。一直做这个练习，直到把所有的物品都看过为止（不要着急）。

然后闭上眼睛，每做一次都注意一下出现在你脑海中的意识（身体感觉、想法等），就像你感受外部事物时的那样。在你做过几次之后（想做多少次都可以），睁开双眼，再看着这面墙，直到明显地体验到观察者和被观察物之间的区别为止。

和当下发生联系

当你开始体验到自己"宽广的层面"后，就更有可能感自己所感，想自己所想，忆自己所忆。棋子也就不是那么可怕了。毕竟，棋子能对棋盘有什么威胁呢？就算是棋子聚集在棋盘上的这个区域，或是另一个区域，又有什么关系呢？

只需要坚信，棋子就是只可能在"棋盘层面"上存在的东西。通过和当下正在发生的事情发生联系，那么认知解离、接纳和做回自己都能因此而得到深化。本章其他的练习和接下来的练习就是特别设计好来帮助你与当下产生联系的。

传统上，这些练习被称作"正念"的技巧，在接下来的章节中我们也会沿用这一术语。但是，我们也要在此澄清，在这样的上下文中使用的"正念"这一术语，和我们在整本书里希望你认知解离的思维上的注意力不是一回事。这里，我们所说的是一些东方传统里说的"大道"。在这个意义上，"观察的自我"就是"大道"的一部分，没有区别（"虚-无/存-在"）。

正念就是在体验发生的当下认知解离，不执着，抱有接纳心态，不下结论，尽力去感受。它涵盖了我们所谈到的方方面面。

因为有太多的东西需要我们集中注意力，并且有许多不同的方法来加以实践，所以本章接下来的部分会把重点放在一些非常简单的、单向的练习上。在第8章，我们会重点讨论更复杂的练习，并要求你重视大量的感官和情绪上的体验。但在你开始之前，我们还要就如何练习多说两句。

如何练习

下面是一些在你接下来进行正念的练习时随手可用的小建议。

如果你迷失在自己的想法中，请慢慢地回到练习中来　在你开始注意自己思维和身体中出现的想法和感觉时，你会不时地发现，自己不是在观察思维，而是跟着思维漂浮。你还记得在第5章里凝视思维列车的练习吗？几乎每个人都会发现自己在某个时刻陷入了某列车厢中。你自己可能也会有同样的体验。这非常正常。为了能更好地进行练习，在你发现自己陷入某个想法中随之漂浮时，只需要观察一下发生了什么，然后慢慢地将自己带回到观察者的位置上来。再接着进行练习。

从你的判断中认知解离　在你进行正念的练习时，你需要立刻注意的一件事就是：思维会产生判断。如果你像上面描述的一样陷入了自己的思绪中，那么可能会对自己说："该死的。我真没用，我甚至无法准确完成这个该死的练习。"或者是当你感觉到自己注意力特别集中时，也许会听到自己"说"："哦，我真的做到了，我挺擅长正念的！"还有可能你会觉得这些练习是在浪费时间。你可能会在心里想："我为什么要在这些没用的东西上浪费时间？我还有很多事要做。"这些都是你的思维可能会产生的判断，这些不过是成千上万个例子中的一部分而已。

上述的每个陈述都向你提供了一些重要的信息。它们表明，你被自己的语言机器限制住了。判断以什么样的形式出现并不重要，也不在于判断的内容是否正确。重要的是你陷入了判断中。

当你发现自己陷入判断中时，温和地关注自己思维所产生的判断，对思维代表你所作出的努力心怀感激，然后继续像之前一样接着练习。

接纳自己的情感 在你做这些练习的时候，会遇到一些一直以来困扰你的负面情绪。事实上，有些练习就是要让你接触这些情绪。比如，假设你正饱受抑郁或是焦虑的折磨，那么有时候做练习就会觉得更痛苦了。

或许你患有惊恐障碍症，已经花了很长的时间和精力来追踪自己的身体感受。又或许你特别担心自己的脉搏跳动速度。一些患有惊恐症的人常常会认为自己有心脏病，而事实上根本就没有。你在做这些练习的时候可能会陷入某种恐慌之中。

也许你非常郁闷，尽力想让自己不再陷入强迫性的负面思考中，而当你和这些负面的情绪或想法发生联系时，可能就会陷入其中。你也许会认为自己负面的想法和情绪是眼下唯一发生的事情。

这些练习的目的就是要帮助你看到，所谓的当下是一个不断变化的过程，一个从此刻到下一刻的持续进程。当你陷入突发心脏病的恐慌时，或是陷入负面思考的陷阱中时，肯定就表明你又在此进入了战时状态。那么就请你再次温和地留意到，自己当下是一个有意识的观察者，并且正在尽量以开放的心态去感受与思考这些想法和感觉。不要和这些感受争辩，或是驱逐这些感受。

正念并不是转移注意力　正念并不是要你将自己从思维的负面部分转移开来。实际上，正念和转移注意力就是互相对立的。如果心里觉得自己能够"集中注意力不再感受到痛苦"，那么这又是语言机器对你的影响了。这样的方法不过是另一种形式的逃避策略，结果就是将你又带回到自己试图逃避的痛苦中。不要试图通过正念的方法来逃避自己的焦虑，或是压力，或是沮丧。如果出现了负面的情绪，就关注它，并继续前进。

实践　正念并不是你过去习惯的什么姿态。要掌握这个技巧，需要你多加实践。在你开始理解正念这个练习的基本原则后，自然就会将它运用到现实中去。正念是一种你可以在每天的任何一个时刻加以运用的练习，事实上，ACT 也会为你提供方法，帮助你练习。

准备工作

现在你已经大概知道，在练习正念时需要留意一些陷阱，我们就从一些练习开始吧。接下来的练习可以看成"正念的101准则。"这些都是一些基本技巧，可以让你感觉到观察自己脑海中出现的一切是什么感觉，并且身体上还无须和这些想法或情感发生联系。

练习：及时追踪自己的想法

因为有太多的事情需要集中注意力，所以要推行这样的实践并不容易，我们就从简单的练习开始。我们希望你先从时间这个单一的方面开始追溯自己的想法。

想法、感觉或是身体感受的出现，总是和人生中的某个时间有关。有的存在于过去，有的存在于现在，而有的则存在于未来。即便是和现实一点关系都没有的幻想，也总是会有其特定的时间结构。

为了能更清楚地说明问题，我们希望你在接下来的5分钟里追寻一下自己想法出现的时间。花点时间，将注意力集中在自己身上。用腹腔深呼吸几次。感到完全放松后，让自己的思绪随意飘荡，并观察出现的念头。如果你愿意的话，也可以用第6章里"流水上的落叶"的练习来帮助自己观察自己的想法、感觉和身体感受。

同时，将手指放在下面的时间刻度上。当想法和感觉出现时，在时间刻度上滑动，指出该想法或是感觉对应的时间。你会注意到，时间刻度上有5个时间点：遥远的过去，不远的过去，现在，很近的将来，遥远的将来。任何想法出现时，你都可以选择任何一个时间点。但是，要注意，这个时间刻度是一个连续的统一体，如果有什么时间点是位于二者之间的，那么也尽可能将手指滑到这个中间点的位置。对所发生了的情况尽量准确，但无须对此加以评判。只需要观察，并且留意这些想法、感觉或是感知出现的时间即可。

现在，接下来的5分钟时间，让自己的思绪随意飘荡，并及时捕捉自己的想法。

时间刻度：_____

遥远的过去	不远的过去	现在	很近的将来	遥远的将来

你有没有注意到自己的想法是怎样的呢？是在特定的时间出现，还是在时刻表上随处可见呢？将你的体会简略地记录在下面：

_____

_____

_____

_____

很有可能你的想法随时可见。如果只是在某个时间出现，也没有问题。重点是只需要关注这些想法和它们出现的时间，不需要对这些信息作出判断。

学会如何关注自己想法出现的时间，会有助于你将重点放在当下。下面我们重复这个练习，目的稍微有些不同。这次在做练习时有意地（但是要温和地、平缓地）在现在多停留一下。当你的思绪开始漂浮时，你的手指一定会向左边或是右边滑动，只需要注意当下发生了什么即可。如果你也随着思绪漂浮，要留意。如果你的想法是和未来或是过去有关的，那么就注意自己现在正有这样的想法。看！当你这么做的时候，你又回到现在了，你的指头也就能回到中间了。

要注意，如果你太过刻意（"我必须在接下来的5分钟里让手指停留在'现在'这个地方"），实际上就陷入到了语言中的未来，或是过去（"我没完成这个练习！"）。如果出现这样的情况，那么就留意一下自己现在有这样的念头，让自己不要和这个念头融合在一起。

随着练习的推进，你会越来越多地停留在当下，你的手指就像一个生物反应探测仪一样，会训练你让你知道自己正在使用的思维中让自己远离当下的方法。这个练习随时随地都可以做。比如，把手放进裤袋里，向左移动，就好像是进入过去一样，或是向右移动，就像是想到将来一样。你可以在走着、坐着、站着的时候都能轻而易举地练习。这的确是很有趣也很管用的小练习。

留意身体的感受

现在，我们希望你能花几分钟追寻一下自己身体感受出现或消失时的感觉。为了能有一个体系，你可以把重点放在感受的某一方面，这样会有助于你在之后看清完整的自然感觉里的不同之处。

在下面你会看到一个人体图形。图形的左边是一列用来描述人体通常会产生的各种感觉的词汇。做练习前，再次花点时间将注意力放到自己身上，然后开始留意自己身体出现的不同感觉。也许你因为在工作中负荷过重而背痛，或许因为紧张而胃里发紧，只需要注意到自己的身体是如何感觉的即可。

当出现某种感觉时，用一个手指指着左边最能准确描述你的感觉的词汇。用另一只手，指出这个感觉出现在身体的什么部位。比如，你觉得肩膀发紧，可以用左手食指指向发紧这个词汇，用右手食指指出图形中的肩膀的部位。用5分钟的时间来关注一下现在自己身体里出现或是消失的感觉。

最开始做这个练习时会觉得不顺手（特别是一开始你要找寻词汇）。但是多重复几次，做起来就会更顺畅了，你就能将重点放在观察上，同时让自己的手指来做出"描述"。

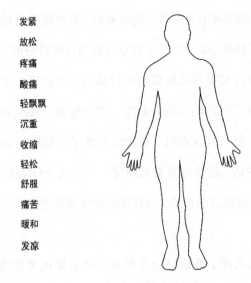

发紧

放松

疼痛

酸痛

轻飘飘

沉重

收缩

轻松

舒服

痛苦

暖和

发凉

图 7.1　你的身体

完成练习之后，花几分钟的时间大概写一下自己的感受。

_____

_____

_____

_____

你也许注意到了，在练习的过程中出现了不同的感觉。身体上的感受有可能从一个地方转移到另一个地方，时不时地出现，和其他的事物一样。

解离隐含评价的融合

在上述的练习中，你可能已经注意到了，自己追寻的感受有其固有的评价。在这些情感、想法和身体感受出现时，你的思维自动地对其加以评判。比如，当你感觉到身体很舒服时，你可能会想到"不错"。当你在时间练习中滑向遥远的将来时，你可能会觉得"糟糕"。正念的所有意义就在于活在当下，这也是解离这些评价的意义所在。

刚才你练习过捕捉自己的思维何时从当下游离开，现在我们希望你练习捕捉自己何时陷入到评价中。当评价的念头清晰时，很容易就能捕捉到。但当其含蓄时，就比较困难了。如果还和其他的感受交织在一起的话，就很容易被忽略掉。下面这个练习的目的就是要教你如何去捕捉隐含的评价，这样你就能放弃这些念头，解离这些评价的融合。

心理学家们指出，评价只会出现在一些有限的范围之内。好-坏和强-弱是两种最主要的对立形式。看看下面这个盒子，留意一下，盒子周围有4个不同的区域。把这个看成坐标方格，在上面你可以就自己评价的本质标注出好或坏、强或弱的程度。因此，在这个练习中，你只需要安静地坐着，对眼下的一切集中注意力即可。在你关注自己体验的时候，看看自己是不是非评价式地关注。如果你发现自己是在暗暗地评价，留意一下评价的本质，不管什么念头出现，都用手指指出来，然后看看自己是不是可以放松对这个评价的执着。

比如，假设你有"我很焦虑"这样的念头，你可能会不带任何评价地注意到这个感觉，如果是这样的话，很好。不用做什么，接着观察。但是，你也可能留意到，在自己想法的背后，隐隐觉得这个感觉是坏的或是过于强烈的。如果你察觉到了这个隐含的评价，将手指放在下面这个盒子右上方的区域，然后看看自己是不是可以放开这个评价。如果你能从评价中认知解离，你会发现自己将手指向下挪到了盒子底部的中间部分（很弱，既不好也不坏），然后将手指从中拿开。

现在，接下来的几分钟里就留意一下自己的体验，在隐含的评价出现时追溯其踪迹，将指头放在下面的盒子上，指出对其描述的状态。通过这个练习所提供的反馈信息，来帮助自己解离评价的融合。看看自己是不是能够逐渐增加不受可能出现的评价影响的时间。

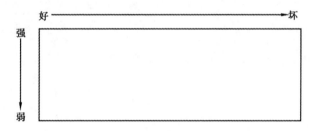

再花几分钟的时间写下自己的体验。

_____

_____

_____

_____

_____

在练习中出现了什么情况？你有没有注意到，随着思绪从一个念头跳动到另一个念头，你的评价也在移动？你是否能够挖掘出那些平常你可能忽略的隐含评价呢？你是不是能放开这些评价呢？

采取下一步行动

接下来这些练习是用来观察自己当下认知解离以及不评价的状态的。在接下来的这一章，我们会给你提供更多一些正式的关于正念的练习。既然你已经有基本的感觉，知道该如何追踪某个单一事件的踪迹，那么当许多不同的想法、感觉和感知出现或消失时，我们也会帮助你掌握如何对其加以关注。

8

正念

8

正念很难，倒不是因为其本身有何难度，而是因为其难以把握。我们总是不断地陷入到语言的预测和评价的陷阱中。而且，生活也是复杂多变的，有许许多多的事情需要我们关注，随着事情越来越复杂，我们会很容易失去方向。你可以像上一章里的练习一样，只专注自己体验的某一方面，但这样做最终会导致自己在现实体验中的宽度和广度受到严重限制。

如果你只是去做这本书里写到的练习，而转身就将其遗忘的话，你从正念的练习中也得不到什么好处。你应当尽力做到更全身心地将注意力投入到自己生活中的各个方面，完完全全地、毫无戒备地、不带评价地、认知解离地，以及带着接纳心态地去做。正式的练习会帮助你掌握一些技巧，但正是那些每天生活中都能用到的非正式的技巧，才最重要。

在这一章，我们会要求你在不同类型的体验出现时对其加以关注，这样会帮助你拓展一些技巧，以便用正念的方法来加深自己的体验。本章还会提供一些具体的办法，告诉你如何将正念的练习运用到日常生活中去。

每日实践

在进入到下一组正念的技巧学习之前，有必要花点时间来说明一下何时该进行正念的练习。答案就是"随时"。这个答案的问题就在于，你可能还没习惯做正念的练习。在这些技巧没有完全建立起来之前，你不大可能会随时记得把它们运用到每天的日常生活中。

为了解决这个问题，最好的办法就是每天都留出一点时间来练习这些正念的技巧。一旦这成了你的第二本能（如果有这么一说的话），你就会重新考虑是不是还有必要运用这些技巧了。每天都做正念的练习，可能听起来挺让人退缩的，但很快你就会觉得值得，过上一段时间，许多人都会发现自己真的喜欢这样的练习。但是，不管你喜欢与否，这些喜好都是你思维进一步的产物，所有的重点在于从你的自我语言机器中重新拿回对生活的控制权。鉴于此，光是下定决心每天练习都会更有成效，然后再努力地去实践。你可以用下面这些方法来进行每日正念的训练。

留出时间　　在开始练习时，每天或是每星期都留出一定的时间来练习正念的技巧，会非常有用。下面关于坐立冥想的部分就有一些和这个练习相关的具体示例。但是，你可以把同一个基本技巧运用在任何你愿意从事的正念的实践中。

你首先要做的就是估计自己一周愿意练习几次。我们建议你每天都做一些练习。如果你觉得确实无法安排的话，那么估计一下自己能安排几次。

其次，最好是给自己的练习设定时间限制。才开始的时候定在

15~20分钟内比较好。当你熟悉了这个练习之后，也可以自己调整时间。

放松和分散注意力　人们常常会忍不住把正念的练习当成是放松时间。这是不对的。如果你觉得放松，很好；如果你觉得紧张，也没什么。但重点绝不是去放松，重点是对发生在自己身上的一切要有意识，而不是逃避或融合。这是对技巧的学习和强化，当你的语言存储开始控制你其他形式的体验时，这些技巧就能派上用场了。

开始时，最好能找个切入点，不需要完成其他的任务，但这并不是说要去除思维呈现的注意力分散的状态。如果你觉得注意力分散了，没关系，这只不过是需要关注的另一个事实而已。观察它，记录它，然后继续练习。

感觉糟得没法进行练习　根本就不存在什么感觉糟得没法练习这回事。在下面的一些练习中，你会发现，当自己真的投入练习时，就会出现负面的东西，但这些仅仅是需要留意的另一些体验罢了。这不是问题，而是机遇。也许，你买这本书的部分原因是自己正在应对负面的体验。因此，当这些体验出现时学习怎么去做，对你来说就是至关重要的目的了。比如，练习如何应对恼人的瘙痒，从本质上来看，就和运用在对抗焦虑和抑郁上的技巧没有什么不同。

这并不是说要你固执地面对不可能做到的情形。如果出现了必须要治疗的背痛，那就应该去治疗。自己固执地不加以意识是陷入了另一种陷阱。随着时间的推移，你会看清自己是不是把痛苦当成了逃避练习的借口，如果你发现这正是你对待痛苦的方式，那么你也就能学会如何用新的方法来应对痛苦。

最后，正念应该成为在现实中每时每刻有意识的实践。这并不是什么像自我迷睡，或是自我催眠一样需要特别"进入"的状态。这些指导方针只是为了能让你开始练习这些技巧而已。一旦你发现自我意识成为你日常生活的一部分，那么你就能决定是不是还要继续这样的强化训练。

实践内容

进行正念的实践就是要以缓和以及接纳的方式随时接触自己的体验。在前面我们讨论过的技巧中，要求你对自己体验的特定方面进行关注（例如，与时间相关的想法、身体感知、解离隐含的评价的融合等）。在本章，会要求你关注一些其他的东西，但你的反应只应当追随自己出现的感受。

有些时候，你的脑海中可能会涌现出许多事情，在处理这样的情形时会有不同的方法。有时，你可能会在不同的感觉之间摇摆不定。有时，你可能会同时在意识中感觉到若干不同的事件。这些练习实际上就能让你同时对多个事物进行关注。

正念难以把握的一部分原因是其具有目的性，因此会产生评价，但是专注的整个目的是能使自己从评价中认知解离。最好的办法就是认定，要实现专注的方法是没有好坏之分的，只需要在当下做自己直接感受到的自己即可。如果出现了评价，就对其进行观察，但不要相信或是不相信这个评价。如果你真把语言对自己进步的评价当回事的话，就是融合进了思维产生的语言故事中。陷入到评价自己擅长或是不擅长专注这样的念头中，恰恰就是让语言机器再次控制了你。

在练习的过程中，允许自己更专注于发生在自己身上的感知、想法和感觉。要温和，并且不要去判断（即便对自己的判断也是）！这不是考试，不过是生活而已。

现在，就让我们进入练习中吧。

练习：就这样

在读过几次下面的描述后，闭上眼睛，按照所给出的指令练习。如果你觉得舒服的话，也可以让周围的人在你做练习的时候大声地读出书上的描述。你也可以把这些指令都录在磁带上，在练习的时候重放出来。记住，在做练习的时候如果分神了也不要恐慌，只需要把自己带回到当下，继续按指令行事即可（注意，一旦你记住了这个练习的基本原则，就可以抛开这些指令）。

找一个舒服的姿势。可以坐在椅子上，也可以躺在地板上或是床上。闭上双眼，深呼吸几次，放松。不要让自己睡着了，但是要让身体放松。

慢慢地将意识带到指尖，感受一下自己的指头。指尖之间互相摩擦，有什么感觉？你能感受到指尖上指纹的轻微凹凸吗？花点时间来尽力感受一下。是什么样的感觉？你的指尖是因为劳作过多而显得粗糙呢，还是光滑如丝？互相摩擦的时候是什么感觉？关注这些感觉，然后继续。

现在像之前一样放松你的指头。碰到了什么？是你床上的毯子，还是椅子的扶手？有什么感觉？是柔软的，还是坚硬的？有没有什么特别之处？毯子是不是棉绒绒的？椅把上有什么纹路，还是光滑的？花点时间来完全消化一下自己指尖感受到的物体。

现在把注意力集中到手和手臂上。是什么样的感觉？双手也许放松且沉重。也许因为一整天的工作，肌肉还是紧绷的。不管怎样都可以，没必要去评价，只是观察自己手臂和双手的感觉即可。有没有什么疼痛的感觉？注意这些感觉，但不要执着于此。只是留意这些疼痛的感觉即可，然后继续。

把注意力集中到自己的脚趾头上，稍稍地扭动一下脚趾。是穿着鞋子，还是袜子？能自由地活动吗？向前后压脚趾，感受一下趾头下面有什么，感觉如何？你能不能凭感觉说出来？你能不能只是通过触感就说出是什么？只是关注一下你把注意力集中到脚上时的感觉。

现在你的头是什么姿势的？如果你是坐着的，那么你的头是挺着的，还是垂下来，贴在胸前的？不要尝试去改变头的姿势，只需要注意到是什么姿势即可。没有什么所谓正确的姿势，就这样，保持这个姿势。现在想想看自己头脑里的感觉。是否感觉到头痛？你的头是放松的吗？

你的脸又是怎么样的呢？是什么样的感觉？脸上的感觉有许多种。想想看自己的眉毛，是流畅平滑的，还是因为压力而皱在一块儿了？同样的，不要想着去改变，只需要关注即可。现在把注意力集中到鼻子上，是能顺畅地呼吸，还是有点堵塞？用鼻子呼吸几次，有什么感觉？感觉到冷空气，还是热空气进入肺部？稍微关注一下这个感觉。然后想想看自己的嘴，现在自己的嘴是什么姿势？是噘着嘴？还是张着嘴？还是闭着嘴？口腔里有什么感觉？是湿润还是干燥？你是否能感觉到口腔和喉咙满是唾液？探寻自己整张脸上的所有感觉。也许你能感觉到自己皮肤上的油脂。也许你的皮肤很干燥，也许什么感觉都没有。只需要关注即可，然后继续。

现在把注意力集中到胸部和腹部。将一只手放在胸部，另一只手放在腹部。你能感觉到自己的呼吸吗？是什么感觉？你的呼吸是快还是慢？你的呼吸是进入到腹腔，还是进入到胸腔？用鼻子吸气，嘴吐气。有什么感觉？然后再反过来。花点时间在呼吸上，然后将手放回到之前的地方。

现在想想自己的全身。你坐在哪里或是躺在哪里？你能不能感觉到自己的背部靠着椅子或是床的什么地方？留意自己身体的姿势。没必要改变，只是观察即可。

现在想想自己身处的这间屋子。你在屋里的什么位置？你能感觉到门在什么地方吗？天花板呢？你能在这个更大的空间里感觉到自己的身体吗？

当你准备好了，就睁开眼睛，环顾一下屋子的四周。如果愿意的话，也可以走动走动。留意一下各种家具都摆在什么位置，看起来有什么感觉？你可以随自己意愿观察家具的不同方面，多久都行。记住，不要判断，只是留意。

什么时候觉得可以了，都可以停止练习，继续自己的生活。

在你第一次完成了"就这样"这个练习之后，花几分钟的时间在下面写出对这个练习的意见。如果你愿意，也可以继续练习在每一部分结束后用日记方式记下自己的反应，但这不是必需的。

_____

_____

_____

_____

_____

练习：静静地散步

许多文化都有不同形式的散步冥想。这个练习就是其中的一个变体。

用10分钟的时间（或是更长）来静静地散步。你可以在自己的院子里绕圈，也可以绕着房子走，还可以绕着街区行走。在整个散步的过程中保持沉默，这样你就能"聆听"自己思维产生出的想法了。

如果你的注意力被周围环境中的什么特别物体吸引，或是脑海中的什么想法、身体上的什么感觉所吸引，就连说三遍这件事，将它讲出来。重复简单词汇的目的是帮助你解离这些想法的融合。比如，当你在街区里散步时，看到一辆车经过，那么就大声说出来："汽车、汽车、汽车。"如果在散步的时候感觉到压力，也可以说三次"压力"。留意一下当自己这么做时，发生了什么。

每次都要留意自己的注意力反复被什么东西所吸引。比如，在散步的过程中你留意到自己不断地想到某些念头或是感觉，那么就温和地将这些信息放开。你也可以用前面几章提到的其他技巧来处理这类情况。

练习：分类

下面的练习要求你关注自己心理内容的不同种类。这个练习可以单独做，也可以和本书中的其他任何一个练习结合起来，也可以在普通的日子里练习。在想法、感觉或是身体感知出现时，要留意它们属于哪个类别。如果可以的话，大声地做这个练习。不要说出具体的想法或是情感，重点只是关注其所属的类别。

下面列举了一些可供选择的不同类别。毫无疑问，还有许多其他的类别，但为了达到该练习的目的，请选择下面的分类。

- 情绪

- 想法

- 身体感觉（只需要说"感觉"即可）

- 评价

- 做某事的冲动（只需说"冲动"即可）

- 记忆

在做这个练习的时候，用"有"作为内容的开头。比如，当你感觉到心跳真的很快的时候，就说："有感觉。"如果对快速心跳的反应是害怕自己会出现恐慌发作的话，可以说："有情绪。"如果害怕的感觉太强烈，忍不住想要打电话给医生的话，那么就说："有冲动。"

你可以在坐着的时候做这个练习，也可以在长途驾驶时做，夜晚躺在床上时做，走路时做，诸如此类。一旦开始做，至少尽力做上几分钟，如果可以的话，多做一些时间。如果你发现自己长时间地沉默，看看自己是不是又陷入了某个想法或是感觉中，然后回来继续这个练习。

给自己的心理活动贴上分类标签，会帮助你用一种认知解离的办法来处理这些心理活动。比如，假设你有某个念头觉得自己待会儿要做什么的话，就继续用"有一个想法"这样的标签，让自己保持在当下。这个想法可能是关于未来的，但那只是纯粹的想法而已。事实上，现在这个念头正在产生，并且要留意，这是思维强有力的惯性。但只要你养成了保持在当下的习惯，那么即便是出现了非常难过的心理活动，这也能对你有所帮助（比如，想到自己待会儿会恐慌发作）。

练习：吃葡萄干

葡萄干是很有意思的小干果，当我们吃葡萄干时，总是不会想太多就把它们丢进嘴里。如果你留意一下的话，就会惊讶地发现自己对葡萄干的体验是多么地根深蒂固。

首先，拿出一颗葡萄干，就像平常那样吃下，也就是，丢进自己的嘴里。现在，再拿出一颗葡萄干，把它放在自己面前的桌子上，仔细观察。留意它表面的褶皱，看看葡萄干的不同形状。再拿出一颗葡萄干，放在第一颗的旁边，看看两颗有什么不同。没有两颗葡萄干是一样的。

这两颗葡萄干大小一样吗？想想看这些葡萄干在空间中所占据的位置，在世界中，在宇宙中所占据的位置，并对比它们的大小。

现在拿起其中的一颗葡萄干，在两个指头间滚动。感觉一下这个干果的外表纹理。在你前后滚动葡萄干的时候，感觉一下它留在你指尖的有点黏糊糊的痕迹。

把这颗葡萄干放进嘴里，在口腔里滚动，上下卷动一下舌头，把它藏到下巴和脸颊之间的空隙处，至少30秒左右不要咀嚼它。准备好了以后，开始咀嚼，注意它吃起来的味道。留意一下在咀嚼时，它在你齿间的感觉。在你吞咽的时候，感觉一下它从你的喉咙往下滑的感觉。

现在，吃第二颗葡萄干，但这次，要用超级缓慢的速度来吃。多咀嚼几次，直到葡萄干变成口腔里的浆液为止。用这样的方式来吃葡萄干，是不是和上次吃的味道不一样？如何不同？葡萄干在嘴里咀嚼时是什么感觉？咽下它时又是什么感觉？和上一颗葡萄干相比又有什么感觉？专心致志地吃葡萄干和只是丢进嘴里吧嗒吧嗒地吃掉有什么不同？把你对这些问题的回答写在下面的空白处：

_____

_____

_____

练习：喝茶

现在，我们用一杯茶来做类似的练习。

1.烧一壶水。

2.取一个茶包，或是在茶叶过滤器里装上茶叶，放进杯子里。

3.将烧开的水浇在茶包上，或是茶叶过滤器上，将水倒满杯子。

4.让茶叶泡着。

在茶叶泡着的时候，观察水逐渐改变颜色。在你刚把水倒在茶叶上时，水会变成淡淡的棕色、绿色，或是红色（取决于你用的是什么茶叶），接着颜色很快会变深。泡上几分钟，然后取出茶叶，仔细地观察茶叶的颜色。这个颜色有没有什么是你之前没有注意到的？如果有的话，简略地把自己的观察写在下面：

_____

_____

现在，用双手抱住这个温暖的杯子。你之前有没有用这样的方式去感受过一杯茶？是什么样的感觉？是非常烫，还是只是暖和？留意这个温度。

把茶杯送到唇边。在茶杯靠近脸的时候感受它散发出的水汽。向茶杯吹气，感受在唇边升起的水汽。闻一闻这杯茶，好好地长吸一口气。你对味道90%的感觉都来源于鼻子。如果你不闻茶叶，也就不能品尝它。

现在喝一小口，它有没有烫到你的嘴唇呢？是不是太烫了？还是很暖和，刚刚好？这杯茶喝起来是什么感觉？留意自己的体验，不要作出判断。然后，将自己的感受描述出来，写在下面的空白处：

_____

_____

_____

如果你不喜欢茶，那也没什么关系。只是做一做练习。留意一下自己在品茶时是多么地不喜欢，也写下自己的感受。要是觉得自己只能在愉快的时候练习对当下的意识，那就太愚蠢了，这样会排除掉你一半的生活。你知道自己总是会有不愉快的体验的，因此你也应当全面地去感受，对这些感受同样抱以应有的关注。

专心致志地进食

以上的练习其实都只是一个更大练习的极小一部分而已，这个练习称为"专心致志地进食"。有许多种方法来练习专心致志地进食，因为有许多练习专心进食的流派。有一些是要求你慢慢地吃，有一些则是要求你每一口食物都咀嚼50次，还有一些对进餐的次数做了限制，另一些则要求你在进食的时候测试自己的饥饿反应，等等。

在许多西方文化里，特别是在美国，我们对自己所吃的食物并不会太过关注。在这样一个什么都是超大号，汉堡都是超级汉堡的社会，我们会觉得食物不过就是生存所必需的东西而已。更糟糕的是，我们还认为这个东西就像我们呼吸的空气一样取之不竭。我们对食物的态度实在是太过于想当然了。

在本书中，专心致志进食的重点并不是进食这个动作本身，这不过是用来练习正念的手段而已。有意识地关注自己的进食行为，而不是匆忙地吃完东西，本身就是将自己带回到当下的好办法。在进食的时候观察自己，是练习去除概念化的自我的好办法。你是不是喜欢吃东西并不重要，重要的是练习和当下取得联系。

在练习专心进食的时候，你可以采取上面的练习中谈到的许多技巧方法和采取相同的态度，这样就能坚持一餐完成这个练习。在下一餐里也留出特别的练习时间加以实践。

练习：专心进食

首先，缓慢地进食。每个动作都花够时间，留意自己在进食过程中的所有感受。当你拿起叉子切肉的时候，注意是什么感觉。当你把一块肉放进嘴里咀嚼的时候，想想看食物的香味和口感。是很享受，还是让人厌恶？不要陷入其中进行判断，只是注意到就好。

在进食的过程中，有没有出现什么特别的想法和感觉？如果有的话，也只需要注意到就好。你可以用本书中提到的某些方法来帮助自己。

你是和朋友一起，还是和父母一起吃饭？还是自己一个人？和一起进餐的人互动时，留意自己的思维，会是件挺有趣的事情。留意自己一人吃饭时产生的想法和情绪，也会很有趣。

为了生存，我们都要花时间进食，所以吃得专心就是很好地和当下保持联系的练习，而且也能充分利用时间。

练习：聆听古典音乐

这是一个有趣的练习，也许可以帮助你把握方法要领，把注意力集中在某些复杂刺激物的具体方面，或是同时关注几件事情，甚至可以把你所有的感受都打包在一首连续的歌曲里。从这一点上来看，古典音乐就是一个有趣的比喻。而且，聆听古典音乐本身就是集中注意力的很好的练习方法。

选一首古典音乐曲子。可以选择自己喜欢的交响乐、音乐会，或是弦乐四重奏等。选了什么并不重要，只要选择的曲目里面有几种不同的乐器在同时演奏就可以了。这个练习不适宜挑选钢琴独奏或是小提琴独奏的曲子（就算你不"喜欢"古典音乐，也试着去做一做这个练习。也可以用其他的音乐形式来做这个练习，但是我们发现，在古典音乐中要比在其他形式的音乐中，能更清楚地听出不同乐器的区别，更容易集中注意力。当然，你也可以在音乐大厅里做这样的练习）。

打开音乐，像平时那样倾听。在稍微熟悉了一点音乐旋律后，把注意力集中在某个具体的声音或是特定的乐器上。如果是交响乐，你可能会先听到弦乐部分的演奏。关注这部分音乐，留意这些弦乐。你能不能分辨出哪个是大提琴的声音，哪个是小提琴的声音？哪个又是低音乐琴的声音？你能把低音提琴的声音和其他弦乐器的声音区别开来吗？

现在把注意力转移到其他的乐器或是管乐器上。你能听出号乐器的声音吗？能听出打击乐器的声音吗？能听出管乐器的声音吗？在聆听的过程中试着说出这些不同乐器的名称。如果你对古典音乐不是特别熟悉的话，就只需要注意到不同声音的种类就行了。

当你的注意力在不同乐器之间转换的时候，你注意到发生了什么吗？你是不是只注意到了某一种乐器或是某一个声部的声音？如果是那样的话，交响乐中的其他声部到哪儿去了？体验这种注意力在不同声音之间转换的感觉。

现在，试着一次在脑海里保持两种声音。比如，可以试着同时关注弦乐器和号乐器。尽量不要"沉浸"在音乐中，专心地关注并且给这些声音分类。你也可以进一步感受其他乐器声音的感觉。你也可以观察自己的思维在不同声音之间转换的方式。在什么时候你只会意识到一种声音？在什么时候你会意识到多种声音？如果你愿意的话，可以多做一下这个练习。

在你体验完聆听单个声音和多个声音的感觉后，再关注整首乐曲。留意所有乐器同时演奏时的情形。你有没有发现自己特别注意到某种声音？在聆听整首乐曲的时候是不是能听出所有不同乐器的声音？当你聆听所有乐器同时演奏时有什么感觉？是不是音乐声变得更不同，更大声？试着感受所有单独的声音湮没在整首乐曲里的时刻。留意自己和这些声音互动的方式。

如果你是一个音乐爱好者，那么这个练习会特别有启迪作用。这是因为，从某种角度来看，我们聆听音乐的方式与聆听思维里的语言机器的方式非常相似。在渐强的音乐声中，我们观察的自我通常会沉浸到音乐中去，就像我们进入了语言的旅程一样。但是，如果我们能在聆听的同时保持警觉的姿态，就能从许多方面来丰富自己的体验。能够辨认出不同乐器单独发出的声音，又同时能沉浸在激情的乐曲里，是多么愉快的感觉啊。

也许你可以用聆听交响乐的方式来对待自己的抑郁或焦虑，也有很多打动人心的忧郁旋律。试着去留意自己的感觉、想法、冲动和感知，就像是留意不同的乐器演奏一样。你能挑出自己感受所演奏的不同音符以及和音吗？留意自己的感受所演奏出的音乐，是多么迷人啊。

练习：在读到这里时留意自己的双脚

把自己的注意力集中在双脚上。想想看自己的双脚在这儿是什么感觉。在读下面这几行文字时继续保持对自己双脚的关注。

玛丽有只小羊羔，

全身羊毛白如雪。

玛丽走到哪儿，

小羊羔就跟到哪儿。

有天小羊羔跟着玛丽去上学，

这可违反了学校规定。

但孩子们又唱又跳，

高兴看到小羊羔来学校。

在你读到这些儿歌节奏时，还能把注意力集中在双脚上吗？你有没有注意到，自己的意识在上面的内容和自己的双脚之间来回摆动？你是不是只有在想到的时候，才会不时地留意自己的双脚？还是在读到上面的内容时一直都能保持对自己双脚的关注？花几分钟的时间回答一下这些问题。

_____

_____

_____

这个练习从好几个层面来看都很有趣。首先，它要求你将自己的注意力分成两半，在阅读儿歌节奏的时候保持对自己双脚的关注。另外有趣的一点是，这个练习很像我们有时候陷入到自己的故事中，投入得都忘了正在发生的其他事情。

在你陷入到自己的抑郁、焦虑或是低自尊的故事中时，可能常常会忘记自己还有许多其他事情，而你关注的就只有这些故事而已。你也应该在心理上出现悲惨故事的同时，关注自己的双脚、自己的双手、周围空气的质量，以及千千万万发生在你身上和周围环境中的其他事件。记住，虽然目标不是通过让你用想起自己的双脚的方法来遗忘或是忽略自己所受的痛苦，但你可以通过把注意力放在双脚上这个方法，来练习按照自己的意愿有意识地、灵活地关注当下。

你可以在读报纸或是读这本书的同时做这个练习。挑出要关注的具体事物，看看自己是不是能够在专心阅读的同时也能关注这件事。

冥 想

所有的大宗教和哲学传统都探讨过观察的自我这个概念。人类也发展出了许多实践方法来帮助自己变得更专注，其中最古老的方法之一就是专心冥想。

在我们的文化里，冥想的麻烦就在于其得到的批评太多。在西方，人们会从两个角度来看待冥想。一方面，人们会把冥想看成某种不可思议的超自然实践，太难、太深奥，普通人难以施行。而另外的人会把冥想看成在安静坐着的时间里，让平静的感觉像柔和的水波一样拍打全身，接下来就会顿悟。现在让我们也来点燃一支冥想的香吧！

上面的两种观点都没什么用处。在禅宗里，有一种冥想的形式，叫禅宗打坐，许多西方的实践者都把它称为"坐着"。没错，就是坐着。既不是等待平静的海浪来冲刷你，也没有什么神秘元素。就是坐着而已。

但是，这个"而已"可不能从字面上来理解。在你坐着的时候会发生很多事情。比如，你不可能停止呼吸。你也会饿。而且，现在你可能也猜到了，还有一件事不会停止：是的，是这样，你无法停止思想。这是许多人对冥想的最大误解之一。人们似乎认为，冥想就是待在什么安静的地方，什么也不想，或是什么也不感觉。其实根本不是这样。冥想的过程充满了痛苦的情感、想法和身体感觉，只不过我们平时只学会了看着这些感觉出现和消失。

长时间静坐，只是观察自己的思想和身体出现的感受，这是非常好的练习方式，可以练习接纳、认知解离以及活在当下。和本章里提到的其他方法结合起来，只需要坐着就能进行正念的练习，够吸引人的。

不要只是读，自己何不直接体验一下？接下来的这个练习可以帮助你开始进行冥想实践。

练习：只是坐着

世界上有许多种冥想形式。有些是专注或引导性的冥想，要么让你把自己的意识集中在某个特定的点、想法或是词汇上，要么就是通过事先设定好的一套指令，让你自己引导自己进入某段"旅程"。而只是坐着的练习要求你在冥想的过程中安静地保持一个姿势，不要有太多晃动，同时以接纳的、当下的和认知解离的方式来观察自己出现了什么感受。这里面不含什么宗教因素（或者说，至少没必要和宗教联系在一起），不要对这个实践有什么期待。它的目的就是能接触观察的自我，只需要观察将要看到的一切就好了。

强化训练　　要进行训练，我们建议你找出能持续专心练习的一定量的时间。频率由你自己决定，重要的是要持续练习。我们建议你才开始时每周训练三次，每次15分钟。但是，如果你想退缩的话，或者没时间的话，也可以一周做一次，留出一定的时间，在决定后马上练习。当然，总是会出现阻挠练习的事，也总是会有些时候你不想练习，这个时候，只需要观察这些干扰和情绪是怎样的就可以了。既然下定决心要做，不管怎样也得坚持。如果你只是在自己想做，或是觉得方便的时候才实践的话，很快你就会发现自己已经放弃了。

地点　　找个能坐下来、不受干扰的地方，也很重要。重点不是要去除干扰，而是让你自己能在规定的时间内有时间和空间安静地坐着。如果孩子们每5分钟就进来一次问你早餐吃什么的话，那你肯定达不到想要的目的。但另一方面，你永远也去除不了所有的干扰。我们生活在一个充满了噪声和活动的世界里，在这里，要保持注意力，一方面，不要太陷进这些活动里，另一方面则是，当自己陷入其中时观察自己。

时间量　　不要试着一开始就一次坐上一小时。指望自己成功地做到这一点可不现实，理智的做法是从开始时慢慢增加，随着进度逐渐加长。如果坐15分钟都觉得太长的话，就从10分钟开始，再慢慢地往上加。每个星期静坐的时间可以增加两到三分钟，一直增加到自己的目标为止。贪多嚼不烂。另一方面，如果你清楚地了解自己，知道可以更快一点地加大时间量，那么也不要犹豫。

你可以根据自身情况来制定最适合自己的最终目标，但西方的冥想者很少有一天超过30分钟的时候。看起来是挺长的时间，但如果你开始实践，你也许会发现自己想要这么做。冥想的练习会对你的生活产生深刻的影响。有规律地实践，看看怎样才适合自己。

你可以不必依赖手表，在静坐的时候设定好闹钟，或是用其他方法来提醒自己。如果总是看表的话，就容易分神。此外，不停地看时间就给自己找到了非常方便的活动借口，对你没什么好处。只要你静坐上一段时间，你就会发现自己的身体自然就能感觉出过了多长时间。最后，你就可以全凭感觉了。当然，同时也要设定好闹钟。

姿势　铃木俊隆，20世纪60年代住在美国的著名禅修大师，经常说："姿势就是练习。"传统观念上，我们讨论的这一类打坐练习是坐在地板上的垫子上，用的是莲花坐姿。在莲花坐里，你要将双腿盘起来。也就是说，用手抬起右脚，放在左大腿上。把右脚放在臀部和左腹股沟之间的左大腿凹陷处。然后抬起左脚，放在右大腿上，也就是放在臀部和右腹股沟之间的凹陷处。脊柱要挺直，下颚略微向下，同时头顶朝向天花板。双臂放松成一个圆，双手微握，一只手放在另一只上，拇指轻轻地碰触在一起。以这样的坐姿，会和地面形成3个接触点：双膝以及垫子上的臀部。

这是某种高级的瑜伽姿势。对初学者来说，很难做出这个姿势，要长时间保持就更难了。需要你的双腿有相当的柔韧度，才能做出这个困难的姿势。事实上，创立瑜伽的一个主要原因就是要通过对身体的缓慢调节，来使得身体能保持这样奇怪的坐姿。

我们并不建议你尝试莲花坐姿，除非你已经有经验知道该怎么做，或是你天生就非常灵活柔软。我们描述这个坐姿是为了说明，在你练习坐立冥想的时候保持一种姿势的重要性。

才开始练习时，你可以选择坐在地板上或是椅子上。如果可能的话，我们建议你坐在地板上。首先，去感受这个姿势是很有趣的体验。而且，这个姿势的特点使得练习者能保持一种稳定的和直立的姿态（这是关于坐姿最重要的两个元素）。我们太习惯坐在椅子上了，这样就很容易懒散和放松下来。最重要的是，在坐立的过程中你要一直保持直立的姿势，坐在椅子上就不太可能。但是，如果你受过严重的伤（特别是下半身），或是坐在地板上时觉得疼痛，那么坐在椅子上也是可以的。

莲花坐姿有3个重要的原则。首先是保持脊柱挺立，要尽可能地保持笔直的坐姿。其次是要让3个部位接触到地面，双膝和臀部（坐在垫子上）。这样可以使你更好地完成这个姿势。如果你是坐在椅子上的，那么和地面接触的3个部位就应该是双脚（坚定地踩在地面上）和坐在椅子上的臀部。第三点是双手和双臂的姿势。如果你任由双手或双臂垂在身旁，那么脊柱的姿势就有可能受到影响。因此，你应当遵照上面的描述来保持自己双手和双臂姿势。如果你做不到，或是觉得这么做不舒服，那么就把手放在膝盖上。

如果你选择坐在地板上，那么去买一个专门打坐冥想用的传统垫子，叫作"蒲团"。许多卖亚洲产品的商店都能买到。如果买不到的话，就用一个枕头，垫在臀部下面。虽然达不到蒲团的效果，但也管用。臀部要距离地面够高，双膝才能在坐着的时候自然接触地面。

除了莲花坐以外，还有3种基本坐姿可以选择。即半莲花式，四分之一莲花式，以及缅甸式。在半莲花式里，双腿盘起来，一只脚抬高到髋关节上。在四分之一莲花式里，双腿盘起来，一只脚放在膝盖上。在缅甸式里，坐在垫子上，两条腿都放在地上，一条腿在前，是一种简略的盘腿姿势。关于坐姿的其他要点请参看上面的描述。

如果你选择坐在椅子上，一定要保持脊柱直立。不要把背靠在椅背上，而且要稍微坐"出来"点儿，让身体在没有椅子支撑的情况下保持直立姿势。双膝和髋关节保持90°直立。双脚坚定地踩在地面上，分开同肩宽，脚趾向前。同样，这个坐姿的其他要点都参照上文的描述。

关于这个坐姿的最后一个要点：保持静止。不要在打坐的时候动来动去。如果你发现自己在晃动，赶快回来，继续静坐。静坐就意味着别动，从某种程度上来讲，这是可以做到的。如果你付诸实践，会很惊讶地发现自己变得安静了。

实践　　实践的内容就是去坐着，没有什么所谓的"目标"。但是，在练习过程中有些东西要铭记。还记得在第6章里做的关于看着落叶随着流水飘荡的练习吗？静坐冥想的许多内容都和训练这一技巧有关。没有必要重点关注具体的想法，也不用试着这么做，思维产生什么念头都可以，只需观察思维在时间中的变化即可。就让这些想法出现又消失，只是看着它们消失就好了。

不可避免的是，有时候你也会陷入到自己的想法中。你可能会开始幻想，或者是陷入到自己的心理痛苦中。你可能会想到自己早餐吃的是什么，什么时候孩子们该放学回家了，今晚又想看什么电影，或者想到多年未见的女性朋友。正如你所知的那样，思维非常擅长制造想法。在静坐的时候，你很有可能发现自己思维的这个天性又得到了进一步扩展。可能在脑海中万念齐飞，自己也很有可能不时地陷入其中。

当出现这样的情况时，只需要关注发生了什么即可，要尽量把自己带回到当下，做观察的自我。注意到自己产生了某个念头，然后回到眼前来。你在上两章中已经练习过这样的技巧，因此现在应当知道该如何去做。

你还可以用前面章节中学到的一些认知解离的技巧。坐立的时候特别有效的一个技巧就是给自己的念头贴上标签。当你的脑海中浮现什么想法的时候，可以说"我现在正想到早餐吃的是鸡蛋"或者"我现在正感觉到自己很悲伤"。注意到自己在神游，甚至神游的内容，如"我在幻想自己的前女友。我现在的念头就是正在幻想"，也是很有用的。

你也可以试着用一下上面的"分类"来练习。在坐着的时候，这个练习也特别有效，虽然很简短，但是却能让你留意到自己的想法、感觉和身体知觉出现和消失的状况。

追随自己的呼吸　　另外一个可以增加到坐立冥想里的练习就是"追随自己的呼吸。"自然而然地，只是观察自己身体吸入和呼出气息的状况。感受吸气的感觉，感受呼气的感觉，不间断地继续。如果你愿意的话，还可以数一数呼吸的次数，从1~10。数到10又重新回到1。一直观察自己的呼吸。

在坐立的时候，会出现各种状况：愤怒，沮丧，焦虑，自卑——所有的这些都有可能涌上心头，只需要看着它们出现和消失，等它们出现的时候，温和对待，就像是感激地看着来看望自己的孩子，拍着他的头一样。

身体上的疼痛　　在你坐着的时候，特别是越坐越长的时候，最有可能出现的一件事就是身体上的疼痛。疼痛特别容易让人分神，坐不下去。身体上的疼痛是令人惊讶的现象，你想象不到思维能有多关注它。

还记得我们在第4章里提到过关于慢性疼痛的研究以及以积极心态去体验这种痛苦的叙述吗？尝试着想要消除身体上的痛苦，就像是试图逃避情绪上的痛苦一样，是一种逃避感受的行为，而且，这本书里已经讨论了一些方法，对承受身体上痛苦的人也会有所帮助（见附录）。既然这样，我们建议你试着和自己的疼痛共处，而不是感觉到自己"实在是坐不下去了"而起身活动。如果你练习的话，会发现，自己会比以前想到的任何时候都要坐得久。

身体上的疼痛很可能是你想要起身活动的最大诱惑。对新练习者来说，几乎都属于这样的情况。每个人在最初都会感受到坐立的疼痛，即便是最有经验的冥想大师也会有这样的感受。尽量和疼痛共处。如果你发觉自己确实无法继续保持这个姿势，那么就稍微调整一下，再接着坐下去。如果你放弃了，那么就是逃避了痛苦带给你的感受，是你限制自己不再坐下去。而你如果选择不坐，则是另一回事。但如果你为了逃避感受而选择不坐，那么你又再次掉进了过去的陷阱中。

当然，自己有必要小心，如果你真的有伤的话，应该当心。对自己要温和，慢慢地向前倾，继续练习。

正念在上下文中的意义

本书中所有的材料都是相辅相成的，这一章里学到的许多技巧会在你进入到 ACT 的其他部分时派上用场。你不仅希望可以将正念的技巧运用到日常生活中，也需要在接下来的阅读中派上用途。事实上，你可以随时练习正念，还可以把它带回到书中前面的部分。

如果你感觉到自己需要在认知解离上多下点功夫，那么试着把这些正念的技巧带回到前面的章节中去复习。

同样的，正如在本章的其他部分里提到的一样，这里出现的许多技巧也可以和其他的技巧结合起来。试验一下，看看什么对你管用。可以同时使用多种正念的技巧，并且还可以和自己觉得合适的技巧结合起来。没有什么固定的规则来告诉你如何做才"肯定"会达到效果，做自己觉得有意义的事就行。

从来也没有什么"正确"的方法，伪装只会使你又掉进语言存储所产生的陷阱里。正念的技巧也并不是比其他的方法更"正确"的方法，练习只是帮助你增加心理上的灵活性，让你不论在什么情形下都能有多一些的选择。许多研究表明，增加心理上的灵活性对那些承受悲伤，因而拿起这本书来自助的人们大有裨益（见附录）。

本章里提到的技巧没有哪一条会只通过阅读就能达到效果，坐而言不如起而行，这样会使你更强健。只有当你实践，并且反复地实践，这些技巧才会对你有价值。如果你只是想要读懂这一章，那么好吧，你已经懂了，开始实践吧。你会用得上这些技巧的，因为我们现在要故意朝你的痛苦进发，正是这些痛苦使得你在第一时间拿起了这本书。

9

积极心态是什么，又不是什么

在第4章，我们粗略地把接纳和积极心态定义为对"你会接受本来的我吗？"这个问题的回答。我们讲到，要有积极的心态，就是要对自己当下的所有个人感受说是。下文的引用出自联合国的前秘书长达格·哈马舍尔德，这些文字表达了他对生活和感受所带来的一切说是的力量：

我不知道是谁——或者是什么——提出了这个问题，我不知道是什么时候出现了这个问题。我甚至不记得回答过这个问题。但是有的时候，我确实会对某些人——或是某些事回答是，从那一刻起，我就确信存在是充满意义的，因此，我的生活，甘心屈从于此，也有了目标。

——达格·哈马舍尔德

在这两章专门讨论积极心态的部分里，我们会定义说"是的"意义是什么，我们也会这样实践。但是，首先，要你决断现在是不是合适的时机。要做这个练习的话，需要你清楚了解即将接受的一切。如果你知道需要接纳的一切是为了让自己朝着真正想实现的生活目标前进的话，那么现在就是合适的时机。如果你还不确定，那就跳到第11

章和第12章，完成之后，再回到第9章和第10章来。

需要接纳什么

有时候，需要你接纳自己的经历，即便这意味着要改变自己的感受。假设你不小心将手放在热炉子上，那么你会立刻将手抽回。如果速度够快的话，可以避免皮肤组织受伤，然而疼痛的感觉过几秒会传来。但是在抽回手之前，你应该首先知道自己已经受伤。

长期不愿意去感受的最大弊端之一就是没能力知道自己正在逃避什么。就像第7章里提到的"述情障碍（情感难言症）"（从文字上来解释就是："无法表述自己的情感。"），就是不愿去感受的最明显的例子。如果你长期逃避自己的感受，到最后就会不知道自己有什么感受了。这样很悲惨，原因有两点：首先，在生活中你会更容易犯错误。比如，你可能因为忽略了自己的感受信号而开始了一段糟糕的关系，而这些信号已经告诉你新伴侣的兴趣爱好和另一位接近，他/她根本就不适合你。

也有可能，你没有发觉自己心神不宁的感觉在发出警告信号，警告自己选择了不利于健康或是对自己压力过大的工作。就像那些丧失了疼痛感的人一样，逃避感受的人会把他们心理上的手放在热炉子上而任其灼伤。另外，众所周知的是，逃避感受的人实际上对事物的反应更激烈，不管是积极的还是消极的（Sloan et al., 2004）。在他们致力于和痛苦保持距离的同时，可能反而比其他人感觉更敏锐，逃避感受的人也会避开欢乐，但也可能反而比其他人有更强烈的感受。

总的来说，积极心态并不意味着改变情感，就好像认知解离并不意味着要改变想法一样。但令人讽刺的是，如果改变有可能出现的话，那么当你采取积极态度和认知解离时，改变就很有可能发生。比如，当你真的想要避免陷入不健康的关系所带来的痛苦和伤害时，就要像避免热炉子带来的痛苦和伤害一样，将手拿开。但首先你得感觉到痛苦才行，不然你也不知道要把手拿开啊。

还有一些痛苦，和热炉子的情形不太一样。这些痛苦要么是伴随着健康的行为同时出现，要么就是由来已久的、条件反射式的，和现在没有关系。如果你勤加练习，肌肉会酸痛。如果你努力工作，就会感到疲倦。如果你回忆起往日的失败，会感觉到悲伤。如果你敞开心胸，会觉得伤感。如果你在意这个世界，就会知道还有人在受苦。大多数人的心理痛苦好像都属于这几类。

焦虑通常并不是真的有什么危险；抑郁通常也不是以客观现状为基础的。那些由来已久、条件反射式的，而且并不是由于现状而引发的感觉多半是这样。有些感觉并不能成为行动的向导。比如，某些遭受过虐待的人可能会害怕亲密关系，即便现在的伴侣细腻又善良，也于事无补。

在这样的情形下，要持有接纳和积极心态就是另外的原因了：没有这些心态，就不可能有健康的行为。想想看患有惊恐发作症的人，曾经在商场里发作过几次惊恐症，就再也不敢走进商场了。焦虑，从某种程度上来看，是一种条件反射式的反应。如果购物、自由活动或是诸如此类的行为对这个人很重要的话，那么最终这个人还是会走进商场的。这并不是说条件反射式的想法就被神奇地消除了。当这个人再次踏进商场时，猜猜看这个人会面临什么状况？是焦虑。如果无法接纳这样的状态,这个人眼前就出现了无法逾越的障碍。

令人讽刺的是,正如我们前面讨论到的一样,试图直接消除焦虑只会使得焦虑增加。如果这个人决定等待焦虑消失以后才开始重新生活的话,那么他或是她就有可能要等上很长时间了。

当我们在这本书里谈到"接纳"或是"积极心态"的时候,我们并不是指积极心态完全可以改变情形、事件或是行为。如果你被某人虐待,那么肯定不能"积极虐待"。积极面对的是你现在处于痛苦中的情形,积极面对由此引起的痛苦回忆,以及积极采取措施来停止虐待造成的担忧心情。

如果你有上瘾的问题,那么要积极的肯定不是你上瘾的行为。要积极的应该是你想要再来一次的冲动,或是由于积极放弃自己的嗜好而带来的失落感,或者是你因为积极摆脱了依靠药物和酒精来调节情绪的习惯后所引发的情绪痛苦。

你现在也许明白了要积极做什么才能继续前进。如果是这样的话,接下来我们就要读一读本章和第10章。现在,看看以下的问题,自己想到了什么?如果你不知道该写什么的话,就跳到下一题。

练习:需要接纳什么

我最想逃避的记忆和画面有:

_____

_____

_____

要避开这些记忆和画面,我付出了如下代价:

我最想避免的身体感觉有：

要避开这些身体感觉，我付出了如下代价：

我最想逃避的情绪有：

要避开这些情绪，我付出了如下代价：

我最想逃避的想法有：

要避开这些想法，我付出了如下代价：

_____

_____

_____

我最想避免的行为倾向或是冲动的反应有：

_____

_____

_____

为了避免出现这些行为倾向，或是冲动的反应，我付出了如下代价：

_____

_____

_____

我们只列出了5个领域的逃避形式（记忆和画面；身体感觉；情绪；想法；以及行为倾向和冲动的反应），并且询问了在每个领域里逃避所付出的代价。如果你能就上述两个或是两个以上的领域作出回答，并且都能清晰地说出所付出的代价，那么你可以继续读下去。如果不是的话，可以跳转到第11章和第12章，然后再回到这里来。

积极心态的目标

积极心态的目标是灵活多变的。如果你马上就能完全活在当下，不带任何评判，或是不逃避自己的感受（想法，感觉，情绪，身体感知，等等），那么你已经大大拥有了采取必要行动的自由。如果你愿意面对自己的情绪、感觉、想法或是回忆，而不是想要对其加以控制，那么控制的打算就被破坏了，这个打算所产生的不可避免的副作用也就无法影响到你。这些副作用是完全可以预见的。首先，你会因为自己的内在原因而输了战争。你想摆脱这些内在原因，却摆脱不了。不想输掉战争，却不战而败。其次，你无法灵活而有效地控制自己的行为。

积极心态不是什么

要积极可不是那么容易，这倒不是说需要你花大功夫。积极心态难在"难以把握"，倒不是难在需要"付出太多"。难以把握是因为这是人类可以学习，但思维无法学习的行为。我们的思维并不能完全理解积极心态，因为积极的心态是不参与评价的，存在于当下，而思维运作的方式则是以眼下的关系和评价为基础的（还记得在第2章里我们如何运用思维来拔掉木板上的钉子的例子吗？）正是因为这样的原因，要开始积极心态的训练，似乎应该先了解积极心态不是什么，这样才能有所帮助。当你的思维告诉你积极心态是什么，而实际并非如此时，你就可以对这样的信息抱以怀疑态度了。

积极心态不是渴求

在 ACT 里，当病人们头几次被问到是否愿意拥有某种特定的个体感受时（比如，某种负面感受），最常见的回答就是"不，我不想再有那样的感受了"。这个答案很有启发作用，积极心态并不是一种渴求。

"想要"是我们心里渴望，但是却无法拥有的东西（在最初，"想要"这个词汇的意思是"缺少"，现在偶尔还会这么用，就好像在句子"他饿得想要吃东西"里的意思一样）。如果你看看自己几分钟之前写下的内容——那些想要逃避的记忆、画面、身体感觉、情绪和想法等——你一定不会说自己"缺少"这些东西。如果积极心态就是渴求的话，那么没有人会渴望拥有痛苦。患有焦虑障碍的人也绝不会在某天清晨从床上一跃而起，说道："嘿，我很想念自己的焦虑发作。"

你可以把积极心态看成欢迎客人来访。假设你希望邀请整个家族的人来家里参加宴会。每个人都说要来：你最喜欢的叔叔弥尔顿，第二个侄儿雅克，亲爱的姐姐苏。许多亲戚都来了，每个人，包括你，都很开心。你环顾四周，欣喜地发现来的每个人好像都处得挺好。接着，你看见有辆车停在了家门前，你的心开始往下沉。来的人是性情古怪的老婶婶艾达，她很少洗澡，和其他人也没什么话好说。她喜欢狼吞虎咽地吃掉你的食物，却最多也就说声谢谢。可你告诉过大家："欢迎每个人来！"

那么问题来了：就算你确实不希望艾达婶婶出现在这里，但是不是可以真的欢迎她呢？大多数处在这样情形的人都知道答案：欢迎和希望不是一回事。从最基本的层面来看，你可以欢迎艾达婶婶进屋，感谢她到来，询问她的近况，并且请她加入聚会。你这么做是因为你在意家里人，艾达婶婶也是家里的一分子。你所做的一切并不是因为事先考虑到了"这个聚会还缺少艾达婶婶"，这可不是渴望她参加聚会，只是她来了也可以接受。

现在，假设你下决心说："绝不！我不会让她进门的！"那么你就会当着她的面重重地关上门，她敲门时，你会握紧门把手，大声叫着："滚开！"接下来很有可能出现几种情况。首先，再也不会有什么聚会了。接下来你也没有什么愉快的事情可做了，你要做的就是把艾达婶婶赶走。而且，其他的客人也会被这混乱的场面所影响。他们可能会激动，会在你这么做的时候和你争辩，头也不回地离开，要不就是退得远远的。其他的客人离开了起居室，艾达婶婶就更加成为关注的中心。最后，你束手无策，傻傻地站在门口。至少，对你而言，聚会已经结束了。

假设你不会赶走艾达婶婶，决定放弃自己的执着，还是坚持之前的决定，欢迎所有的客人来访。那么你会告诉艾达婶婶，盛潘趣酒的大酒杯在哪儿。还会给她端来一些可口的开胃菜。现在，就算你还是不希望艾达婶婶在那儿，但你和其他的客人仍然可以拥有一个美妙的聚会。你可以和其他人交谈，自由走动。艾达婶婶也是。

积极心态就是这样的状况。下面的这个引文简洁地传达出了这样的概念：

欢愉，抑郁，厌恶，以及一些短暂出现的意识，就好像是意料之外的来访者。欢迎他们，招待他们吧！

——Jelaluddin Rumi，由 Coleman Barks 翻译（1997）

当然，这个比喻是关于所有在你脑海中出现，但你不喜欢的感觉、记忆和想法的，会有许多艾达婶婶来敲门。如果你要等到她们都走了才开始聚会的话，你可能永远都无法开始了。问题的关键就在于你对自己的体验所采取的态度。

积极心态没有条件限制

要限定积极心态的内容，有的方法管用，有的不管用。首先让我们来清楚地认识一下这些没用的手段。学会积极就像是学着从什么上

190

面跳下来一样。从什么地方往下跳就有这样的特点：你把身体投到空中，重力使你下坠。你可以从地板上的一摞纸上或者一本厚书上跳跃，或者从椅子上，从自家的屋顶上，或是从飞机上往下跳。动作都是一样的，只是情形不一样。因此，即便你是从一摞纸上跳下来，你也是在学习如何跳跃，这和从书上、椅子上、房顶上或是飞机上要求的动作一样。

现在，假设你说："好吧，我想学习跳跃……但挺吓人的，因此我就用往下走的方式来代替。这样的话，我就能控制每一个环节了。"这听起来挺有道理的，事实却行不通，因为除了几种情况之外，这样的做法并不能举一反三。你可以从一摞纸，或是一本书，甚至是一张椅子上走下来，但你没法从房顶上或是飞机上往下走。因此当你从一摞纸上走下来时，你并不是在学习跳跃，你学的东西将来在你需要时也用不上。这根本就不是一回事。

当我们和当事人讨论这个概念时，他们通常会想到自己生活中和这个情形接近的状况。一位接受治疗的攀岩者曾经讲道："这就好像是我在攀岩一样。我知道如果只是移动到半途的话，我就会从攀岩墙上掉下来，吊在那儿，随着绳子晃动。要是练习移动的话，我就必须将动作练习完整。"一位滑冰者解释说，如果她三心二意，那么即便是简单的跳跃动作也有可能摔倒。不管是简单的跳跃动作，还是复杂的，她都得以同样的方式对待：完整的跳跃需要她全神贯注。一位舞者则讲到自己如何忘我，只是专心跳舞，不然的话他就会出错脚步。

现在，想想看你自己的生活。是不是也有权宜之计不管用的时候？在这里列举一两个例子：

_____

_____

_____

_____

现在，想想看，积极心态可能就是你写下的内容。

这么说并不是指无法对积极心态加以限定。你可以依据自己的处境和时间来加以限定。你可以积极地带着焦虑走进7-11连锁店，而不一定非得是大商场。你也可以积极地和自己的兄弟谈论过去的某个痛苦经历，而不一定非得是和母亲。你也可以积极地走进大商场待上10分钟，而不一定非得是20分钟。

这样就可以区别有条件限制的积极和不积极之间的不同了。根据自己的个人痛苦感受出现的程度或是性质来对积极心态加以限定，并不妥当。"如果不是太激烈的话，我会积极的"，这样的说法就不妥当。之所以这么说是因为从根本上来看，这句话就是"我压根儿就不积极"。要判断自己能承受多少感觉之后再前进，就和用往下走代替跳跃一样。但是，如果说"我在接下来的5分钟会积极的"，就很好。因为你给自己设定了界限，但这个界限不止有一个特点，它是时间的限定、长度的限定——或是情景的限定。

积极心态不是"尝试"

当事人在被问到是否积极的时候，通常会回答说"我愿意尝试"。这是典型的权宜之计。

"尝试"这一词汇的最初来源是指"审视或挑选"。这也就是法庭审判叫作"审判"的原因。"尝试（try）"和"审判（trial）"来源于同一个词根。"尝试"的问题就在于审视本身就是有条件地评估和判断（注意，我们把法庭审判的结果叫作"判决"）。但积极心态和有条件的评估判断是截然相反的。积极心态是主动进入未知领域。"尝试"有"衡量"或是"看看怎么样再说"的意味在里面，充满了被动和评判。

有的时候，我们会帮助当事人看清"尝试"这个词的被动意味，我们会把一支笔放在桌上，然后说："试着把笔拿起来。"如果他们将笔拿起来，我们就会大声说："不，不！你是真的把它拿起来了，我要求你试着把它拿起来。"

"尝试"的另外一个隐藏含义是指"要花大力气"。这显然和积极的定义不一致，如果正确理解的话，积极心态与努力没有关系。你可以试着去搬动一块大石头，从这个意义上来说，你要花大力气，但你并不能保证结果。这样的情形并不能运用到积极心态中，因为积极心态就是对自己当下的真实感受说"是"。这并不需要花力气，也不需要考虑努力会有什么结果。这不过就是回答"是"或者"不"。如果把积极心态运用到感觉上，那么我们不会说你没有感觉到什么，我们会说你已经感觉到了什么。如果还需要付出努力才能做到的话，显然是南辕北辙了。

为了能更清楚地说明这一点，现在花一分钟的时间，用你的右手去碰自己的左臂。留意一下是什么感觉。

现在，移动右手，触摸左臂，什么都不要感觉。

上面两个描述中哪一个更费力？你是不是需要"尝试"着去感觉本来就有的感觉，还是自然而然就感受到了这样的感觉？

积极心态不是信念

当事人在被问到是否愿意积极的时候，有时会出现这样的回答"我觉得我做不到"。因为我们已经花了不少时间练习认知解离，所以从这句话中你可能会看到里面的陷阱。积极心态不是信念。让我们来解释一下吧。

我们先回到触碰自己手臂时的感觉。不断地大声重复下面的句子："我碰不到我的手臂。我感觉不到接触。"一直不停地说这个句子。现在，一边不停地说自己碰不到，一边移动右手去碰触左臂，留意一下是什么感觉。

我们猜想，不管你在说什么，都会感觉到自己的手臂。感觉到自己已经感觉到的东西并不是什么信念。当然你可以认为自己做不到，但是也可以认为自己做得到。在任何时候，这都是一样的：在你感觉到什么时，你能感觉到自己感觉到了吗？这就是一个是或不是的问题。只可能有两个选项：是或不是。

同样的，积极心态不是什么你希望去做，但愿自己能做到，待会儿会努力去做等诸如此类的事情。积极心态在此刻就是一个是或者不是的问题。

积极心态不是自我欺骗

有的时候，在积极心态这个问题上，当事人心里不想回答"是"，但他们却说了"是"，想要欺骗自己。心底里不愿意积极的明显表现就是，在说了"是"以后，他们会用上"如果"这个词，而"如果"后面的内容是无法主观控制的。这一类的自我欺骗注定要失败。

这样的情形就好像是面对一个由着性子大发脾气的孩子。假设你在家里规定要做完家庭作业才能玩电子游戏，而孩子却尖声哭闹着说你坏。现在假如你在心里想："让他发脾气，我不会让步……但如果他说脏话……"现在，假想你的思维就像一本翻开的书，而你的孩子事实上可以听到你的想法，就像是你对他们大声说话一样。你猜会出现什么状况？你会听到让任何一个水手都脸红的脏话。现在，假设你在心里想："让他发脾气，我不会让步……除非他发脾气超过5分钟。"如果孩子能读懂你的思维，猜猜看会出现什么状况？你会面对超过5分钟的哭闹。

试图和想法、感觉、感知等诸如此类的东西达成协议，通常是行不通的，因为你的思维有足够的空间来逃避和欺骗，就像是对待孩子哭闹的情形一样。假设你愿意感受焦虑，但是又在积极心态的回答里设定了危险的条件。你没有直接说"是"，而是说"是的，如果"，而这个"如果"又是你无法控制的内容。假设你的回答是这样"是的，（我愿意感受焦虑），如果焦虑的感受在1～100的程度里不超过60的话"，那么你猜猜看焦虑的程度会有多高？

作为操作实践的积极心态根本就不是积极心态。

这个概念是思维永远无法理解的。从思维的角度来看，你所痛苦的事情就是你备受折磨的根源，因为痛苦是糟糕的。因此，你可以通过（糟糕的）痛苦的程度来评判自己受折磨的程度。对那些在焦虑中苦苦挣扎的人来说，"不错的一天"就是焦虑比较少的一天。对那些在抑郁中挣扎的人来说，"不错的一天"就是抑郁更少的一天。诸如此类。

积极心态意味着要放弃这样的评估。受折磨不再是痛苦的近义词，折磨的同义词是指在挣扎的过程中对自己的生活的耽误。

在你对积极心态的问题真正回答"是"之后，这就是一个新游戏了，而老套的衡量方式，像是"你有多么焦虑或是抑郁"一类的问题也就不再有用了。这就好像一个在足球比赛中刚输掉的人，突然坐在球场中央，还穿着一身足球服，就开始画画一样。向他提出"比分是多少？"或是"你们赢了吗？"这一类的问题，已经都和他没有关系了。

在真实情形中，积极心态意味着将自己的日程从痛苦中转移到生活中。如果是这样的话，那么作为自我实践手段的积极心态也根本就不是积极心态了。思维永远都无法理解这一点。幸运的是，人类可以。

一位 ACT 的当事人，多年来在恐惧症中苦苦挣扎，因为治疗，现在的生活已经得到了改变，他是这样描述的：

我主要关注的是陷入到挣扎中的状况，这个时候几乎就没有什么选择了。我也曾尝试过，但不管用。在陷入挣扎的时候，赶快逃离，或者随便怎样吧，我仍然能感觉到想要继续挣扎的冲动。我会尽量控制住，保持在相对精神的层面上，以事物本来的样子来看待事物，并与之和平共处。

每天的日程确实得到了改变。以前是焦虑，而现在则是挣扎，甚至是同挣扎的抗争。我愿意把这样的状态看成一种哲学，或者是一种生活方式。我并没有把这看成治疗恐惧的手段，因此，我更愿意把这看成生活哲学。就像有人给了我颜料，而过去的人生里我只看到黑白两色，现在看到了彩虹和颜料管。以前我觉得自己没有的或是不愿意去拥有的情绪……而现在却能从中得到乐趣。

悲伤是一回事，尴尬是一回事，而焦虑又是另一回事。焦虑仍然是我现在最关注的，因为有时候它的确是挺影响生活的。我现在常常想到死亡，就像我说的一样，你会感觉到胸口刺痛，失去知觉，无法呼吸，这些都会引起你的关注。但是在某种意义上，我也挺享受。因此我会悲伤，而悲伤以前是让我觉得可怕的事情……有时候这样的感觉强烈得都好像要影响到生活了。这时候我就会面对状况，悲伤的情绪让我不禁思考，自己是不是要完全拥有或是感受这样的情绪，而我确实也不知道会有什么结果。我从来也没有想过会这样悲伤。

而现在出现了新的曙光。就像我刚才说的——看到了更漂亮的颜色。我是说，和几个月之前相比，我看待过去和现在的方式已经截然不同了，我不断地对此感到惊奇。因此，我感觉到自己时刻都在成长。我的生活现在不只有广场恐惧症，还有生活、周围的人、我自己，以及理解和洞察。

积极心态是什么，又不是什么

积极心态是：

- 握住你的痛苦，就像手中握住一株娇艳的花朵一样
- 拥抱你的痛苦，就像拥抱一个哭泣的孩子一样
- 和你的痛苦并肩坐着，就像坐在患有重病的人身旁一样
- 看着你的痛苦，就好像看一幅不可思议的图画一样
- 带着你的痛苦前行，就像抱着大哭的婴儿向前走一样
- 尊敬你的痛苦，就像尊敬一位朋友那样，聆听他/她的倾诉

- 深深地吸入你的痛苦，就像深呼吸时那样

- 放弃和痛苦之间的战争，就像一位士兵解甲归田一样

- 感受自己的痛苦，就像喝一杯纯净水那样

- 装着痛苦，就像钱夹里装着相片一样

积极心态不是：

- 抵制自己的痛苦

- 忽略自己的痛苦

- 忘记自己的痛苦

- 被自己的痛苦收买

- 按照痛苦说的去做

- 不按照痛苦说的去做

- 相信自己的痛苦

- 不相信自己的痛苦

鉴于思维无法理解积极心态是什么东西，上面的这些话也不可能产生太大的影响。为了能让你在行动上采取积极心态，我们只好在后面的章节中将比喻和练习结合起来，以期达到潜移默化的效果。

我们假设下面看到的这个头的图形就是你。在这个图形里，写出一直以来困扰你的情绪、记忆、想法、感觉或是行为冲动。现在看看自己写了什么，是不是引发了其他更强烈，更痛苦的感情、想法或是

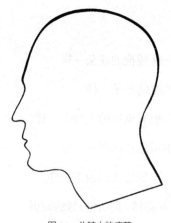

图 9.1 头脑中的痛苦

其他的感受，而这些情绪本身也让你深感困扰？如果是的话，也在图形里把它们写出来，因为它们都是你最初的痛苦的"旅伴"。一直继续，直到你将所有的内容都写下为止。如果写不下，可以用一张纸，也可以复印这个空白的图形，只要你愿意，填多少个"空白的头"都可以。在写下所有的痛苦和脑海里的喋喋不休之后，把这张写满了你脑海中出现的痛苦的纸张复印下来。

正如我们在本章开头指出的那样，承认自己正在和满脑子这样的情绪抗争，这本身就是一种积极心态。积极心态就是对"你是否愿意接受本来的我？"这个问题说"是"。从比喻上来说，积极心态就像带着这张写满了你痛苦的纸张，把它放进钱夹里，这个姿态本身就表明，"我能将此随身携带，不是因为必须如此，而是因为我自己选择这么做"。但是，在你真的这么做之前，先回答下面的问题，看看自己是不是真的更明白积极心态不是什么。

你真的希望自己满脑子里都是这些东西，然后好放进钱包里吗？我们希望答案是显而易见地否定。积极心态不是受条件限制的，除非你自己根据时间和场合来选择对其加以限定（比如，你可以只把这张纸放进钱包一分钟，也可以是一整个星期，也可以是在工作的时候带上，也可以只是在家里带上）。

把这个自己花了大力气提取出来的东西放进钱包里，因此你要尝试着看看自己是不是可以做得到？我们也希望这个问题的答案是否定的。积极心态不是尝试。

因为要放进钱包里，你是不是必须相信这些内容？希望这个问题的答案也是否定。积极心态不是信念，信念是可以灌输进头脑的东西。

可以假装把报纸放进钱包里来代替吗？希望这个答案也是否定的。积极心态不是自我欺骗。

如果你花点时间来做这个练习的话，最后结果可能会如图9.2所展示的那样。

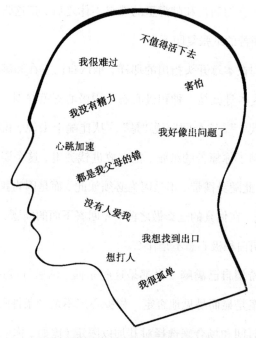

不值得活下去

我很难过

害怕

我没有精力

我好像出问题了

心跳加速

都是我父母的错

没有人爱我

我想找到出口

想打人

我很孤单

图 9.2 头脑中的痛苦可能看起来会像这样

这个头脑看起来挺繁忙，但它是否一定就是你的敌人呢？

为了能让你真正地在人生方向上有所转变，我们做一个比喻，你是否愿意将印有你头像的报纸放进钱包，并且带上一段时间呢？我们建议你带上一个小时，或者超过一天，但如果你现在觉得太长的话，那么自己定一个具体的时间，然后执行。

如果你回答说"是的，如果……"，而这个如果是你无法控制的事情，那么就再努力一下。如果你的回答是否定的，追溯一下这个答案产生的过程，看看这样回答是否真的对你有利。如果你的回答是清晰明了的"是"，那么就把它放进钱包里吧。

回到本章中列举"积极心态是什么"的地方，看看自己是不是可以用这样的方式来携带这张纸。在你选择带着这张纸的时候，不时地拍一下自己的口袋，提醒自己带着什么。在这个隐喻式的动作里，看看自己是否可以带着纸上的这些情绪，仍然像每天的生活一样，该做什么做什么。带着纸上的这些情绪，用这样的方法问问自己，纸上的东西是否真的阻碍了你过上有力量的、有活力的生活，或者看看实际上自己是否能够温柔地、满怀爱心地，以及积极地带着这张纸，就像这张纸本来的面目一样，而不去管纸上说什么。

10

积极心态：学习如何跳跃

生活向你提出了一个问题。过去，这个问题总是被人误解，或者几乎让人听不到。所以也难怪你没有回答"是"，不过，不回答或是回答"不"，结果几乎没什么差别，不同之处就在于你是否知道自己在面对这样一个问题。

本书的目的之一就是要让你听到这个问题，而另外一个目的就是要看看，从你的利益出发，是不是真的要继续对生活抱以同样的回答，或是不回答。如果继续给予否定的回答或是不回答并不会为自己带来好处的话，那么这本书的目的就是要帮助你对生活说"是"。

这个问题表现得很复杂，其核心却很简单。我们把这叫作"生活的问题"。现在读一读下面这个分成好几部分的问题，多读几次，直到自己可以把它们看成同一个问题为止：

- 开始时先对你自己略加区别，一方面你是一个有意识，充满了思维的人类，而另一方面你又意识到自己的所有个体体验，并在其中苦苦挣扎；

- 你是否愿意感受、思考、感觉，以及记住所有的这些个体体验；

- 全身心的、不带任何抵抗的；

- 去直接体验这些感觉的本来面目，而不是思维所陈述的样子；

- 并且，为了能朝着自己真正重视的生活方向前进，愿意做任何事；

- 就在这个具体的时间，具体的处境下也愿意；

- 是或不是？

现在就是跳跃的时候。用上你目前为止学到的所有技巧，就是现在。不管抛向我们的问题是多么勉强，对生活的问题回答"是"就是一种飞跃。飞跃进未知的领域，飞跃进无须再消除或是掌控自己的过去的世界，这样才能过上自己希望拥有的生活。这是一个自我接纳的、开放的、内容模糊但目标清晰的世界。这是一个拥有心理弹性的世界，在这个世界里，你可以放开自己的挣扎，放弃挣扎，开始生活，更少地去关注什么是正确的事情，而更多地去关注生活的状态。

你没必要回答"是"。生活会接受你的任何答案。但是，沉默不语或是回答"不"都要付出代价。你的痛苦此时是你最大的盟军。你难道还没有受够吗？还没有吗？

我们不是想吓唬你。没有必要从帝国大厦开始学着往下跳。你可以从一张纸上往下跳，或是从一本薄薄的平装书上往下跳。但如果你决定要开始，就必须要这么做。事实上，你已经在上一章结尾的时候就开始了。你随身带着自己的头像，带着一张印有你头像的报纸会妨碍你去做自己需要去做的事情吗？这真的会影响到在你身上发生的一切吗？如果你发现自己能够将之随身携带的话，那么在你和自己一直抗争的事件中还有什么阻碍呢？

积极心态的范围

在下面的练习中，你要辨认出自己力图避免的某个想法、记忆、情绪或是感觉，以及那些你为了逃避而付出代价的东西（比如，焦虑、愤怒、内疚、抑郁、困惑，等等）。你可以利用自己在第9章练习时所写下的事物或问题，或是参照在第1章里自己的痛苦清单，或者是参考到目前为止做过的各种其他辨别内心感受的练习。上述任何一点都可以作为很好的开始，但如果发现更可行和更重要的东西，尽管改变就是了。

当脑海中出现了想要逃避的想法、记忆、情绪或是感觉时，在这里写下来（我们将此称为"目标"）：

_____

_____

_____

现在，想象一下我们在第3章和第4章里提到的两根收音机的调频指针：一根很容易看见，而另一根则不太明显、不太容易看到。容易看见的那根叫作不舒服，涵盖的问题有诸如令人不愉快的感觉或情绪（例如，愤怒、焦虑、内疚或是抑郁）或是讨厌的想法或记忆等。现在，假设这根指针的范围是0~10。虽然它看起来和普通的指针一样，可以调到你希望的任何位置，但事实却表明，这根不舒服的指针是自己在移动；每次当你想要拨动指针时，它很快就会回到自己想去的位置，却不管你喜不喜欢。

现在，看看与自己的目标项相关的不舒服指针的强度如何，写下来：

我们猜测，你一直在读这本练习手册的原因之一是你根据自己的喜好，将不舒服指针的音量调得太高了。上面的数字可能不一定特别高，虽然从规律上来看，总是如此。有时，"音量调节"即便只是2或者3，也"太高"了。

还记得在第3章里你已经知道的那两根指针吗？背面的那根不是特别明显，我们把这根指针叫作积极心态，其调动范围也在0~10之间。如果你能最大限度地向自己的本来感受放开心态，而不是想着去操控、去避免、去逃离，或是去改变的话，那么你就已经将积极心态的刻度调到了10。这正是我们追求的目标。如果你最大限度地关闭自己的感受，那么刻度为0。

现在，回头看看自己才拿起这本书时的刻度，写下当时的积极心态指针在针对这些目标项时所处的位置：

如果发现自己的不舒服指针指向高刻度，而自己的积极心态指针却指向低刻度，那这样的组合是挺糟糕的。将积极心态指针设定到低刻度，就像是设定了一个防止倒转的棘轮。一旦用上棘轮，就只能朝一个方向转动。如果你的积极心态指针被设定得很低，那么你在当下所感受到的愤怒、焦虑、抑郁、内疚，或是不愉快的记忆（不舒服指针）就绝不可能持续下降。比如，当你确实真的不愿意去感受焦虑的话，那么接着，如果又出现了焦虑，焦虑就变成了某种要去焦虑的东西，你就陷入了一个自我扩大的怪圈。

如果你将积极心态的指针设定到10的话，那么这个棘轮就消失了。但这倒并不一定就意味着自己的不舒服程度会下降。有可能下降，也有可能不下降。如果你把积极心态的指针调到高刻度就是为了能让不舒服指针指向低刻度的话，那么积极心态指针就会像一个里面装有弹簧的门把手一样，它会再次自动地弹回到低位。自欺欺人以及欲盖弥彰都在这里行不通。如果你将积极心态设定到高位的话，就意味着要抛弃自己的不舒服指针所带来的价值观，而这一直是自己生活中前进的标尺，至少在这个特定的例子或领域里是这样。

如果将自己积极心态的指针设定到高位，并不是为了控制不舒服指针的话，那么又何必要将它设定到高位呢？你的痛苦对此的回答是：如果不能将积极心态设定到高位的话，那么将来无法缓解生活中的痛苦，不积极就行不通。因此安全的答案就是，为什么不积极呢？如果不积极行不通的话，为什么不积极呢？

更严谨一点的答案可能会更直接，但很容易被误解。除非你完成了第12章、第13章和第14章的练习才能完全明白。你将积极心态的指针调高是为了过上有活力的、有生机的、有价值的人生。

要将积极心态的指针调高，最后一个原因很简单，它和你的不舒服指针不一样，它是你的责任。你的感受是不是告诉你要控制那根不舒服指针？也许没有；但如果是的话，为什么它不能随时被设定到低位呢？看起来这是一根你无法移动的指针，你也可以拨动它，但感觉就好像是在拨动一个没有反应的刻度表，而不是一根可以设定的指针。

但是，请注意是谁在控制积极心态的指针。很明显，难道不是你吗？事实上，你是唯一能做到这一点的人。生活中那些让不舒服的指针上上下下猛烈晃动。挚爱的人离世，唰的一声，指针刻度暴涨；你发现自己患了绝症，唰的一声；自己的配偶不忠，唰的一声。但是不管在你身上发生了多少不幸的事情，积极心态的指针都是你，也只有你，才能拨动。那么，你愿意花时间在哪根指针上，是自己不能控制的那根，还是能控制的那根？

跳起来

现在就是跳起来的时候。看看自己在上面写下的目标项，问自己这样一个问题：从我的目标项来看，到底是什么阻隔在我自己和调高积极心态之间？思考一下这个问题，可能你会发现，没有什么能够剥夺你调整指针的自由。如果是这样的话，现在就是积极心态向前大步跳跃的时候。

你可以仅从时间或是情景上来限制自己的跳跃。比如，你可以在下面的练习表格中用10来表示自己愿意感受到焦虑的积极心态，但是加上时间限制，例如"今天下午在7-11便利店购物时待上5分钟"。这就表明，你愿意在购物的时候（不离开商店，停留在自己的轨道中，将自己和自己的感受分离开等），全身心地去感受焦虑，但你只保证持续5分钟。不要选择超过自己现在能承受的跳跃程度。没有谁用雷达枪指着你，速度不是重点。更重要的是学会跳跃，而不是指望一次弹跳就能飞过高楼。但是，如果你确定应当跳跃一大步的话，就这么做吧！如果不确定，开始时步子就小一点。但小一点的意思是指对时间和内容加以限制，而不是调整积极心态的指针。如果不能把积极心态的指针设定到10的话，哪怕是一秒钟都没必要去做了。

我曾经和一位关系不错的同事共同在一位病人身上做过尝试。同事向我咨询这起病例。这位病人感觉到特别孤单，她觉得如果自己愿意去感受孤单所带来的巨大影响的话，一定会被强烈的情感所摧毁。她的婚姻已破裂，又没有工作，学历水平不高，只能做最卑贱的工作，朋友们也抛弃了她，她只是靠着残疾抚恤金勉强度日，她试图自杀，但没有成功。她的生活空虚而没有意义。在治疗过程中，我们问她是否愿意去感受自己的孤单，她一直都说不，直到我们一直降低条件，让她全身心地感受一秒钟，她才同意。她同意放开心胸，不带任何抵抗地去感受一秒钟孤单。这就是开始。

通过几个月的ACT训练之后，她终止了治疗。许多年过去了，我们基本上和她失去了联系，但几个星期前，她打来了电话。现在，经过了10年之后，她拥有了学位、工作、伴侣、朋友和目标。她拥有了生活。她穿越过地狱，达到了目标，关键在于她的坚持。这趟旅程从某个起点开始，开始于她用积极心态去感受孤单，有意而不带任何抵抗地去感受，就像是你伸手去触摸质地精良的织布一样，去感受那孤单的一秒钟。

练习：衡量积极心态的练习表

现在，填写下面的空格：

就我的目标项而言，我会把自己的积极心态指针调试到（看看自己可不可以写下10！如果不行的话，就停下来，再考虑一下。感觉它更像一个开关，而不是指针，因此任何低于10的程度都起不到作用。

看看自己能不能达到10）：

_____

我的限制是（只能在时间和处境上对积极心态加以限制，而不能从强度上，或是其他个体感受的出现或消失上加以限制）：

_____

_____

_____

使用你的技巧，并学习一些新技巧

当你做出了一个像刚才那样的选择时，立刻会出现各种各样的情绪。如果是这样的话，用上自己的各种办法来面对。如果你的思维开始发出尖叫，只需要留意这些想法不过是想法而已，不要与其争辩。比如，你的思维可能会预测可怕的未来或是希望确保你在积极心态上的跳跃不要太危险。

如果想用任何语言上的论点来打消自己思维上的顾虑的话，只会让你又陷入老习惯中，你会更加无法自拔。所以你只需要对思维输入的信息心怀感激即可，只有对自己保持沉默的信心才会打消思维上的顾虑。这是一件需要满怀信心去做的事情，就像词汇"信心（confidence）"的语源学意义所表示的那样（"con"的意思为"伴随"，而"fidence"来源于拉丁文中的"fides"，意为"信念"或"忠诚"）。如果你的身体又开始喃喃低语，或是想要以任何方式引起你的关注，那么只需要去感觉自己的感觉本来的面目就好。对自己要有耐心、有爱心和充满友善。

现在你已经达到了回答"是"的程度，不管这程度是多么微弱也好（想想看那个承诺一秒钟的女性），你需要将自己的技巧运用于这样或诸如此类的情形之中。本章的剩余部分会提供几个练习，来帮助你建立起自己的积极心态技巧。这些练习都标明了等级，你可以在遭遇痛苦的个人经历时，在其中锻炼实践自己的新技巧，一次一步。

正如前文提到的那样，当你选择目标项时，不要一下子陷入到太过于痛苦的事件中去。每次把自己向前推一步就好，但要对自己抱以接纳心态。在下面的练习中，你就要对自己回答"是的"项目加以练习，因此当你行使自己的积极态度时，也要对这样的选择所带来的后果做好准备。

练习：形象化

当我们审视外部事物时，并不会将其和自身联系起来。假设你正走在大街上，你注意到一堆讨厌的垃圾。通常情况下，你不会认为这就是表明自己是个糟糕的人的标志。但假如你注意到的不是一堆垃圾，而是自我厌恶的感觉，那么你可能就会和这样的感觉融合在一起，认为这感觉就表明自己是个糟糕的人。但是，正如你现在了解的那样，这样的感觉对你并不能做出任何定义，就像你注意到的那堆垃圾一样。这个练习就是用二者之间的不同来帮助你学习更积极地与痛苦事件共处下去。

首先，看看自己为准备衡量积极心态的练习表时所写下的目标项。当与这样的目标项接触时自己的感受如何。

现在想象将这样的感受拿出来，放在离自己一两米远的地方。待会儿我们会让你把它收回去，因此，如果它不愿意出来的话，要让它知道，你待会儿会让它回去。看看是不是可以在自己一边阅读的时候，一边把它放在面前的地板上。

可能闭上眼睛去想象的话会更容易，把它拿出来以后，睁开眼睛去读下一个问题。然后再闭上眼睛，看看这个问题会带来什么样的反应，并且去想象这个感觉在脑海中所浮现出的特征。这个练习可能看起来有点奇怪，但不要停下来。

练习：给自己的目标项建立一个形式

如果这个目标有形状，那么会是什么形状（闭上眼睛让答案浮现出来……要试着去真正地想象）？

如果这个目标有尺寸，那么会是多长（闭上眼睛让答案浮现出来……要试着去真正地想象）？

如果这个目标有颜色，那么会是什么颜色（闭上眼睛让答案浮现出来……要试着去真正地想象）？

如果这个目标有力量，会有多大的力量（闭上眼睛让答案浮现出来……要试着去真正地想象）？

如果这个目标有重量，会有多重（闭上眼睛让答案浮现出来……要试着去真正地想象）？

如果这个目标有速度，会有多快（闭上眼睛让答案浮现出来……

要试着去真正地想象)?

如果这个目标有表面的纹理结构，那么摸起来会是什么感觉（闭上眼睛让答案浮现出来……要试着去真正地想象)?

如果这个目标还有其内部结构，那么里面会是什么样的（闭上眼睛让答案浮现出来……要试着去真正地想象)?

如果这个目标还能装水，那么容量是多少（闭上眼睛让答案浮现出来……要试着去真正地想象)?

现在，最后一次闭上眼睛，在脑海中勾勒出整个物体的画面，看看自己是不是能放弃和这么一个有着具体尺寸、形状、颜色、力量、重量、速度、表面纹理、内部结构和容量的物体之间的抗争。试着去积极地、全身心地感受它，不加任何抗拒，在其中沉浸一会儿。

现在，看看还有没有任何不愉快的负面反应来干扰自己去积极体验这个物体的本来面目。这些不愉快的反应包括诸如不喜欢、害怕、评判，甚至希望它消失等感觉。闭上眼睛，看看是不是还有像这样的反应在你的脑海中隆隆作响。

如果没有的话，你就可以中止这个练习了。如果还有的话，就把开始的那个目标物体向右边挪一挪，再想象自己把这个不愉快的、痛苦的反应放了目标物体的旁边，并把这个物体放在离自己面前两米远的地方。比如，你发现自己憎恨目标物体，那么就把"憎恨"拿出来放到地板上，摆在第一个物体的旁边。我们把第二个物体叫作"新的目标"。

如果这个新的目标有形状，那么会是什么形状（闭上眼睛让答案浮现出来……要试着去真正地想象）？

如果这个新的目标有尺寸，那么会是多长（闭上眼睛让答案浮现出来……要试着去真正地想象）？

如果这个新的目标有颜色，那么会是什么颜色（闭上眼睛让答案浮现出来……要试着去真正地想象）？

如果这个新的目标有力量，会有多大的力量（闭上眼睛让答案浮现出来……要试着去真正地想象）？

如果这个新的目标有重量，会有多重（闭上眼睛让答案浮现出来……要试着去真正地想象）？

如果这个新的目标有速度，会有多快（闭上眼睛让答案浮现出来……要试着去真正地想象）？

如果这个新的目标有表面的纹理结构，那么摸起来会是什么感觉（闭上眼睛让答案浮现出来……要试着去真正地想象）？

如果这个新的目标还有其内部结构，那么里面会是什么样的（闭上眼睛让答案浮现出来……要试着去真正地想象）？

如果这个新的目标还能装水，那么容量是多少（闭上眼睛让答案浮现出来……要试着去真正地想象）？

现在，最后一次闭上你的眼睛，在脑海中勾勒出这个新的目标物体的画面。看看自己是不是能放弃和它的抗争……放弃和这样一个有着其尺寸、形状、颜色、力量、重量、速度、表面纹理结构、内部一致性和容量的物体之间的抗争。尽力去积极地全身心感受它，不加任何抗拒，在其中沉浸一会儿。

现在，在拿回这些物体之前，因为它们本来就驻扎在你体内，闭上眼睛，只是瞥一眼第一个目标物体，看看它在尺寸、形状、颜色等方面有没有不同。也许有变化，也许没有，只是瞥一眼就好了。有没有不同？如果有的话，注意一下是什么，写下来：

现在想象自己把这个新的目标物体从地板上捡起来，放回来，然后再把第一个目标捡起来，同样放回来，但也要意识到自己可能在面对所抗争的事物时更积极了，还要注意，我们对这些事物如何反应将会影响到这些事物对我们施加的力量。闭上眼睛，把这两个物体都带回来，自觉自愿地，就像欢迎客人来访一样。

在我们对痛苦和逃避的事件加以形象化之后，通常我们会更加愿意拥抱它们。你们中的大多数人可能会注意到，要做到这一点，第二个目标和第一个目标同样困难，或者更难。你们甚至还会注意到，在

你放开对第二个目标的抗争时，当你最后一次回头瞥一眼第一个目标时，你会发现它的颜色会变得更淡、重量更轻，或是体积更小。如果是这样的话，你就发现了非常重要的东西：逃避的力量更多地来源于我们自身不积极的心态，而不是来源于事物本身。

分解问题

面对我们的问题就像面对一个由铁罐、电线和绳索组成的10平方米的怪物。这个怪物看起来有着势不可挡的体型，让人不敢直视。但是，如果我们将其拆解成组成它的罐头、电线和绳索的话，每一次对付一块儿就容易多了。

在下面的练习中，我们会审视你的目标项的多个方面，看看是不是可以积极地去拥抱每一个元素。如果你能回忆起自己和自己的情绪在进行拔河比赛的那个比喻的话，那么从本质上来看，我们就是在每一个领域里"丢开绳子"，每次放开一个领域。

你可以用练习册的形式，也可以闭上眼睛来练习。如果是后者的话，你可以先把指令录进磁带里（留出充分的暂停时间，因为你需要时间来执行指令），紧闭双眼，跟随磁带做练习。或者也可以让一位朋友大声地读给你听，但要确保朋友给自己留出充分的时间，最好的办法是为每个停顿都设立一个信号系统，比如在长长的暂停之后，你举起一根指头来向朋友示意可以继续往下读。

如果你是用练习册的方式来实践，那么可以慢慢地做（不要在阅读的过程中匆匆忙忙，因为这样不可能有什么效果）。即便是读了一点儿，也要充分实践练习的要求，然后再接着读下一部分，以此类推。

如果你花时间来充分完成的话，这个练习很容易就会花掉你一个小时甚至更多的时间，所以，先找到时间和安静的地点再开始练习。

练习：罐头怪物

在这个练习中，你要继续对自己在本章中探寻到的目标项进行练习。但是，你也可以在开始实践之前复印这个练习，这样你以后就可以针对不同的目标来加以实践了。

不管你坐在哪儿，找一个舒服的坐姿。现在先留意一下自己的呼吸，然后深深地呼吸几次，让空气从鼻腔进入，从口腔呼出。看看自己是不是可以注意到身体和坐着的地方接触的部分。现在留意在屋子里或屋外出现的任何声音。在继续往下做之前至少要专注一分钟，你可以用上一章里提到的集中注意力的某些练习来帮助自己达到效果。

开始回忆去年夏天发生的事情，脑海中不管出现什么都可以。记住当时发生了什么，记住自己当时在哪儿，发生了什么事情。看看自己是否像去年夏天一样看到、听到、闻到当时的情景。不要以局外人的方式来回忆当时的场景，要从那个被叫作"你"的人的身体内心来回忆，从你自己的眼睛来观察。闭上双眼，花一点时间来想象这个场景。

现在注意，你是从当时在场的角度来记忆这个场景的。当时在这双眼睛的背后的人和现在的是同一个人。虽然去年夏天之后又发生了许多事情，但也要留意到，意识到自己现在所意识到的这部分你和过于意识到自己当时所意识到的那部分你，两者之间有着本质的连续性。正如你在第8章中了解的那样，这个人就是"观察的自我"。看看自己是否可以从"观察的自我"这个角度来完成余下的练习。一旦你进入了观察者的位置，就可以放开记忆中的场景了。

身体感觉　　和自己的目标接触，花点时间来做，有意地去体会由目标所带来的感觉。

现在观察自己的身体，看看有什么反应。只需要保持和感觉的联系，并观察自己的身体。看看自己有没有注意到出现的身体感觉，如果有好几种的话，专注其中一种。如果你是用练习册来实践的话，在下面的横线处写上自己的身体感觉：

现在只关注这唯一的身体感觉。如果有其他东西挤进来（想法、情绪、记忆或是其他的身体感觉），那么要让这些东西知道你稍后会关注它们，然后再把自己的注意力转回到这个身体感觉上来。留意这个感觉起始和结束于何处，留意它在你体内的确切位置。如果你能把这个感觉的形象雕刻出来，放进自己的体内，那么它会是什么样子？

现在看看自己面对这个感觉时是不是可以完全"丢开绳子"。它一定是你的敌人吗？可不可以面对它本来的面目？如果你觉得还有些抵触的话，就想象一个和自己的感觉100%相同的雕像，然后把它放在这个感觉原来的位置上，这样不管这个感觉在哪儿，都会有一个你创造出来的一模一样的感觉。二者毫无差别，只不过这个是你创造出来的。看看自己是不是可以让这个感觉就待在那儿，而不是想着要逃避它。情况如何？你没必要承诺永远这样做，只需要这一刻就好，看看自己能不能做到。

现在，再回去和自己的目标接触，并且再次关注自己的身体，看看有什么反应。看看是不是有什么和自己的目标相关的其他身体感觉出现。如果有的话，再关注一种感觉。如果是用练习册来实践的话，在下面写下这个感觉：

现在只专注那个身体感觉。留意那个感觉起始和结束于何处，留意它在你体内的确切位置。再一次看看自己是不是可以放开任何在那个感觉中的挣扎。看看是不是可以保留那种感觉（如果不行也没关系，但是"可以"的话就表明你承认它，并允许它以其本来的面目存在）。花一点时间，和那个感觉共处一下，直到自己感觉到能以更开放的心态拥有那个感觉为止。

如果你发现自己在和自己讨论感觉，那么这就是想法。对此我们现在暂不处理。只需要回来感觉自己的感觉即可，看看自己是不是能再次协调和它的关系。你愿意去感受自己已经感觉到的东西吗？

现在，把那个情绪放到一边，回到自己最初的感受。用1分钟的时间来找寻一下其他的身体感觉。只要你愿意，可以用上面描述到的过程来不断重复每一个具体的不同的身体感觉。做上一会儿练习，你也可以只是留意和关注到所有的小阵痛，或是其他出现的反应，而没必要在每个情绪上都花很多时间。每当有感觉出现，关注它，承认它即可，就好像在大街上见到一个又一个的熟人，向他们一一挥手打招呼一样。只需要欢迎它们，承认它们，无须争辩、赞同，按它们的要求行事，无须抵触、防御，或是做任何其他举动。你可以将出现的任何其他身体感觉在下面写出来，一次一个。

---   ---   ---

_____ _____ _____

_____ _____ _____

在你穷尽所有的身体感觉之后，就可以准备好进入自己的情绪了。

情绪 再次回去接触自己的目标。花一点时间，有意地去感受那样的感觉。

这次关注和目标相关联的情绪。观察一下情绪有些什么反应。继续和自己的感觉保持练习，花点时间来看看自己脑海中出现了什么。如果出现了好几种情绪，就挑一个出来关注。如果你是用练习册在实践的话，把这个情绪写在下面：

_____

现在只关注一个具体的情绪，看看自己是不是可以选择靠近这个情绪，而不是逃避。看看自己此刻是否能感受这个特定的情绪。这里的目的不是喜欢或不喜欢这个情绪，我们不要对其作出评价。目的是感受它，就以它本来的面目，不需要做无谓的抵抗。尽量不要让它蔓延到像想法或是行为倾向等其他领域。只需要进入到这个情绪中，其他部分我们稍后处理。

在这个情绪中，是不是有什么是你在此刻，而且仅是此刻无法感受到的？是不是有什么确实危险、有害、敌意或是糟糕的东西，需要你去消除，或是可以把它只当成一种情绪来看待，这些是不是你能够感受的？不管你对这个具体的情绪抱有多么开放的心态，都试试看自己可不可以再放开一点。再次看看自己是不是可以选择靠近这个情绪，而不是逃避。看看此刻自己是否能和这个情绪共处。用1分钟的时间来和这个情绪共处，直到感觉自己对它的心态更开放了一点为止。

现在，将此放到一边，和自己最初的目标接触。花1分钟的时间来看看其他具体的情绪。只要你愿意，可以针对每一个不同的情绪多次重复上面的过程，现在看看自己是不是可以至少再多做一次。当你感觉到其他情绪的时候，在下面写出来：

_____

现在重复之前的每一个步骤。看看自己是不是能放开和这个情绪抗争的任何感觉。

在花了一两分钟做过练习之后，再看看，自己是不是感觉到了其他的情绪出现，只需要留意和承认这些情绪即可。每当出现一种情绪，就对其表示欢迎，并加以承认。你可以在下面的空白处写出这些情绪的名称，一次一个。感觉到自己对所专注的情绪"放开绳子"（比如，感觉到自己没有这么挣扎了）之后再进入下一个项目。

_____   _____   _____

_____   _____   _____

_____   _____   _____

在你穷尽所有和自己的目标相联系的情绪之后，就可以准备进入行为倾向和行为冲动的部分了。

行为倾向　　看看自己是不是能接触自己眼睛后的那个人，那个观察的你、伴随你一辈子的明白人。由于我们已经冲进了你的内心，那么自我的感觉就有可能偷偷溜走了，而要有效地完成这个练习则需要你在自身的体验上有更多超验的感觉。从这个角度（或是观点）出发来接触自己的目标情感。花点时间来练习，直到你感觉到为止。

现在，看看自己是不是能感觉到某种冲动或是即将要采取行动的推力。当你感觉到时，你会怎么做？不要真的去做，只需要留意在这个行为里的推力即可，就好像是肌肉绷紧要跳动一样，有点像身体感觉，但更像是某一连串行为的开始。如果你有这样的冲动，在下面写下来：

_____

这次，不要采取行动或是尽量压抑行动，而是保留你现在的状态，感觉一下感受到行为中的冲动是一种什么样的感觉，而不是真正地采取行动。就像站在河流上的一座高高的桥上，站在桥的边缘感受到轻微的向后拉或是向前跳的推力一样。既不要后退，也不要向前，就感受这股推力。现在问问自己："在这股推力里，是不是有什么我不能拥有的东西？是不是从本质上来看是糟糕的，或是会摧毁我的东西？这是不是我必须要去除的东西？"

和前面一样，如果其他的反应（身体感觉、情绪、想法等）想要偷偷挤进来的话，让它们知道，你稍后会对其加以处理。

花几分钟的时间和自己的行为倾向共处，直到自己感觉到可以对这种行为上的推力有更开放的心态为止，不要采取行动或是让这样的感觉消失。

现在，把你的行为倾向放到一边。再一次和自己眼睛后的那个人接触，那个观察的你。从这个视角来看，看看自己是不是可以把目标情感带入自己意识的中心。静静地观察其他可能出现的行为倾向。在观察的过程中，要时刻保持与观察的自我在一起——这部分的你其实一直就是你。从这个角度来观察，当出现了其他的行为倾向时，写下来：

_____

然后，重复上面的步骤。只要你愿意，可以针对不同的行为倾向多次重复这一过程。把每一个行为倾向都写下来。在你和每个行为倾向接触时，关键是要确保自己能更积极地去感受行为中的推力，而不是抱怨或逃避。尽量在每一个行为倾向出现时与其共处。你的目标是更积极地面对其本来面目，而不是遵循其指令行事。把每一个出现的行为倾向都写下来：

_____ _____ _____

_____ _____ _____

_____ _____ _____

在你穷尽了所有的行为倾向之后，就可以准备好向想法部分前进了。

想法　想法非常难对付，所以花点时间来和自己眼睛后面的人接触，和那个观察的你接触。你看不到这部分的自己，因为这部分的自己是从"我在这里"的角度出发来观察的，所以，你只需要和自己的"大智慧"部分接触即可，然后从这个角度来审视下面这个领域。

和自己一直苦苦挣扎的目标接触，然后观察由此产生了什么想法。看看自己能不能捕捉其中一个，就像捕鱼一样。看看自己能不能把它钓上来，把名称写在下面。到目前为止，你已经练习过不少次这个技巧了，所以你应当有概念，知道该怎么做。

现在，看看自己是不是可以想一想这个想法，尽量不要让它变小、减弱，或是与其争辩。不要试图让想法消失，这很重要，因为一旦你这么做的话，就会关注它、同意它。看看自己是不是能真的倾听这个想法，并给予它最大的关注，就像倾听一个咿呀学语的婴儿说话一样：仔细小心的，但并不会同意或是不同意。你既不是相信这个想法，也不是不相信，你只是把它看成想法而已（还记得"牛奶、牛奶、牛奶"那个练习吗？）。

　　注意，自己在和目标接触时，的确在思维里产生了这样的想法。把这个想法就只是看成一个想法，可以吗？

　　看看自己能不能把这个想法当成一个选择。这并不是说你要相信它，也不是说要你不相信它，而是允许你的思维有意地把那个想法当成一个想法。问问自己，当这个想法仅仅是个想法的时候，是不是有什么从本质上来看是糟糕的、敌意的，或是有害的，让你无法拥有？

　　当你感觉到自己更愿意把这个想法当成一个想法的时候，就把它放到一边，和你自己的目标接触。花点时间来做……不要着急。一旦你感觉到了自己的目标，就再次"投下鱼竿"。当你捕捉到和自己目标相关的另一个想法时，在下面写出来：

感谢自己的思维产生了这样的想法："酷，很棒的想法……这个想法挺不错。"留意一下自己之前有没有注意过这个想法。这样做时，不要采取轻蔑的态度，也不要支持自己的思维，你应该顺其自然，不要在其中任意删减。这个想法会向你讲出一连串的词汇，你也会听到想法说的话，会慢慢地放弃与它的对抗。你会按照这个想法所说的去做，并且理解其中含义。

如果出现了其他的身体感知、情绪，或是想法，想要偷偷溜进你的思维，那么也让它们知道你待会儿会来处理它们。

和这个想法共处，一直做到你自己感觉能够在对待这个想法时不缩小、不减少、不争辩，或是为了让其消失而遵照它所说的去做为止，然后将这个想法放在一边。再次和自己眼睛后面的那个人、那个观察的自我接触。从这个视角出发和目标接触，然后将其完全放入自己的意识中心。再次平静地观察和这个目标相联系的其他想法，将出现的任何想法都写下来，要么按照自己的意愿多次重复上面的过程，要么用一种认知解离和接纳的心态来接受它们，留意产生的下一个想法，将其写下来：

_____ _____ _____

_____ _____ _____

_____ _____ _____

完成了这个领域的工作之后，就可以准备好进入自己的记忆部分了。

记忆　　再次看看自己能不能与自己眼睛后的那个人、那个观察的自我进行接触，这个人陪伴着你一生。从这样的视角或用这样的观点来和自己的目标进行接触。

现在这是练习的最后一部分，假设你人生中的所有记忆都用快照拍了下来，就像装在抽屉里排列好的索引卡片一样，内容包括从你出生到此刻的所有事件。和自己的目标接触，打开文件柜，温柔地翻看自己的记忆卡片。从此刻开始，慢慢地深入到自己的过去。如果你发现自己在某个图片面前暂停了一下，那么就停下来，看看这个回忆。在下面记录下来，待会儿提醒自己出现了什么样的回忆：

现在只是观察，从自己眼睛后那个叫作"你"，观察的自我的角度进行观察：

- 还有谁在这个记忆中？
- 当时你有何感觉？
- 你当时是怎么想的？
- 当时是怎么做的？
- 你当时想做什么？

现在，看看自己是不是可以放开和自己的记忆联系在一起的挣扎。也许是和这张图片相关的痛苦，或许是因为和记忆相关的幸福经历让你不想离开。不管你对这个记忆有什么反应，都只是看看自己是否能温柔地放开与其相关的挣扎，并且为所有的这些反应留出空间，看看自己是否愿意拥有这个记忆的本来面目。这倒不是说你就得一定喜欢这个记忆，只是愿意拥有它而已。

如果在这段记忆中有什么是你没能完全处理到的，那么你一定会感觉到关于记忆的练习没有全部完成。比如,你可能会对这段回忆感觉到愤怒,但你将此隐藏起来了。如果是这样的话,看看自己是否能进入到记忆中的这一部分,并且完成之前没有做完的工作:感受自己感受到的一切,思考自己的想法,诸如此类。我们能给你的指导原则就是"颠倒罗盘"。如果你这部分的感觉告诉你"不要去那儿",那么看看是不是实际上可以往那儿走,看看事情的本来情况如何,而不是感觉说如何。

当你能够完全地记起自己的回忆,并且感觉到自己能对此敞开心怀,那么再把这个回忆放回到"文件柜"里。

现在,从观察的自我的角度,回去和自己在练习开始时选择的目标情感接触。再次打开"文件柜",在和自己目标接触的同时慢慢地翻看这些记忆卡片。这次回到过去多一点,愿意回去多远完全取决于你。如果你在某个记忆中暂停下来,就算这记忆看起来和目标没什么联系,也停下来,将它提取出来,观察它。在下面写下来:

_____

_____

_____

现在针对这个记忆,重复刚才做过的所有步骤。

- 还有谁在这个记忆中?
- 当时你有何感觉?
- 你当时是怎么想的?
- 当时是怎么做的?
- 你当时想做什么?

看看自己是否能够放开和这个记忆相关的任何挣扎。抓紧时间，如果你发现自己在抵触或是感到痛苦，就温和地回到当下，观察抵触的情绪，审视痛苦的感觉，看看自己是不是愿意去感受这个记忆的本来面目。

再次看看这个记忆中是否有自己没有完全处理的东西，应该会感觉到关于这个记忆的工作没有完全结束。再次看看自己是否能够回到记忆中的这一部分，完成当时未尽的练习：感受自己感受到的一切，思考自己想到的一切，诸如此类。

现在把这段记忆放到一边。如果你无法追溯到自己早期的童年时光，那么就从早期的童年记忆开始最后一次重复整个过程。在下面写下来：

_____

_____

然后再重新思考这段回忆。不管这段记忆中有些什么内容，都试着对这段回忆慢慢敞开胸怀。花几分钟的时间来做。

完成之后，关上"文件柜"，留意自己的呼吸，然后深深地呼吸几次，让气流从鼻腔吸入，从口腔呼出。看看自己是不是能与这样的事实联系起来：自己是一个整体的、完整的人。这个"罐头怪物"就在自己体内，所有觉得它比自己庞大不过是幻觉而已。问问自己：我愿不愿意做我自己，带着我所拥有的过去，带上我所有的反应从这里向前出发，把这些都看成我有力的人生的一部分？

在身体感觉、情绪、想法、行为倾向和记忆之间，你是否留意到了它们彼此的各种联系？你可以把自己看到的联系写下来：

_____

_____

_____

那么记忆又是怎么样的呢？在记忆和你今天苦苦挣扎的事情之间有没有什么联系呢？把你看到的联系写下来：

_____

_____

_____

做这个练习的一个危险就是有时你会从自己过去的经历中看到痛苦的来源，于是我们就会推断说要是没有这样的经历，我们会过得更好。这其实是语言的幻想。的确，过去的经历造就了今天的你，而你的过去也就是不舒服的指针的来源，但今天这些想法和感觉是如何起作用的，其实在很大程度上都取决于你处理它们的方式。关键就在于，你现在能采取一些什么行动来放弃自己在过去经历中的苦苦挣扎，并且能更有效地行动？

到底是什么阻碍了你去全身心地积极接纳这个"罐头怪物"的方方面面，而不让这个怪物毁了你的人生？仔细想想，然后将自己的答案写在下面（提示：这是个有陷阱的问题）。

_____

_____

_____

如果你写下的答案是"没什么"或者只是"就是我"的话，再看看题目（像我们说到的那样，这是个有陷阱的问题）。如果真的有什么别的东西的话，看看自己是不是写完整了。到底是什么阻碍了你积极地用认知解离的方式写下那样的内容？究竟是谁在掌控这个积极心态的指针？是你还是你的过去？

练习：在当下的接纳

在上面的两个练习中，我们主要是帮助你看清在自己想象中的不利内容。你在脑海中唤起目标项目，并由此产生出了难过的身体感觉、感情、想法、记忆和诸如此类的东西，我们接着对这些东西进行了拆分，并分别对其进行评估。

在当下面对这些令自己挣扎的东西时，有什么情况发生？当你在这个世界里继续自己眼下的生活，面对造成自己痛苦的处境时，又发生了什么？比如，假设你是一个广场恐惧症患者，已经很久没有出门了，那么当你迈出前门时，就要面对一些大型的"罐头怪物"。你会如何处理这样的情形呢？

简单回答就是：同样还是用你已经学过的所有应对困难处境的方法。首先将自己放在观察的自我的位置，敞开心胸，然后用观察的自我来看待这些怪物，用一种认知解离的、积极的、接纳的方式。但是，我们还想教给你一种比这个描述更具体的方法，帮助你来应对困难的处境。

我们要做的就是帮助你获得一整套的体验，而你也知道这些体验是会带来你想逃避的负面内容的，然后再拓展出一整套的评定程序，你可以将这套程序运用到现实世界，挑出这些特定的情节，在当下感受自己的感受。

要完成这个练习，就先从下面的练习表开始。在左边的空格里填上你觉得会产生出你前面选择的目标的自然情节。注意，有10个空格，所以尽量写出10个情节。选择会产生出目标的不同种类的情景。想一些会让你感觉特别沮丧和一些不会让你很不舒服的情节。如果你想到的某个情节的确太大胆、太吓人，那么你可以把它拆分成不同的组成部分。

例如，假设你患有强迫症，惧怕灰尘和细菌的心理会使你对干净有强迫性冲动，那么让你出门在泥堆里打滚就太过分了。把这个情节分解一下。在这个例子中，能让你出现目标的情节可能是在白衣服上放一小堆土，然后让你带着这件衣服一天。那么，你可能会穿上一件弄脏的衬衣，诸如此类。

写下情节之后，按照从1~10给这些情节分出等级，1是使自己和目标接触最少的情节，10是你认为能使自己最多接触到目标的情节。从1~10划分等级可以使你逐级感受这些情节。

情　节	等　级

完成之后，挑出第1个情节，等级为1的情节，设定好自己愿意感受这一情节的时间和地点。你可以像在衡量积极心态的程度的练习里

那样，给自己设立一定的感受时间，同样，你无法限定自己在感受这个情节时心态有多积极。任何形式的逃避都行不通。如果你不敢肯定自己能做到的话，就再将步子迈小一点，或者进一步对时间和处境加以限制。

在下面的空白处记录下自己愿意感受第1个情节的时间、地点和时长：

_____

_____

_____

在实际的感受过程中，你可以运用已经学到的技巧。我们先描述这些技巧，然后会把它们浓缩成几点，这样你就可以随身携带，提醒自己在这样的处境下应该采取何种行动。

你应当关注自己身体的反应，确定自己的感觉和情绪在身体的哪一个部位产生，注意情感的特性以及开始和结束的地方。审视你的身体，留意自己产生感觉的其他部位，注意到这些部位之后，在心理上允许自己去感受这些感觉，而不带抵触或是控制的想法。要确定自己的目标就是活在当下和保持积极，没有别的目标。这并不是什么可以让糟糕感觉减弱或消失的秘密方法，而且，就算是你的感觉有所改变的话，也不要陷入自己的想法中。

在你感受的同时环顾四周，看看周围的世界发生了什么。如果周围有人的话，关注他们。如果有物体或是建筑物，或是植物或是树木什么的，关注它们。不要指望在关注的过程中可以减弱对抗的情绪，重点是增加自己的体验——除了这些情感之外，生活仍然在继续。

留意自己产生了什么想法。关注这些想法的方式就像关注天上的流云一样，不要让这些想法出现或是消失，不要和这些想法争辩。不要相信它们，也不要跟随它们，只是关注就好，就像留意到背景声音里传来的收音机声音一样。感谢自己的思维为你产生了这些想法。

留意将你推向过去或是未来的推力。但是看一看自己可不可以和这些关于过去和未来的想法一起停留在当下。如果你发现自己在看时间，那么放开自己对时间的关注。

留意这个推力的作用。如果你感觉到了离开或是逃避，或是游离的推力，那么就只是去感受这个力量——积极地，并且全身心地。

制造点乐子。在这样的情形下做点什么（什么都行）。讲个笑话；嗯，吃点东西；跳一跳；玩玩智力游戏。比如，当周围有人的时候，留意一下谁的发型最糟糕？在这样的情形中什么最让你感兴趣？要当心！这并不是分散注意力。除了要继续在情绪中挣扎之外，重点是要注意到，还有许多机会去做许许多多其他的事情。在你和这些目标接触的过程中拓宽自己能做的事情的范围。

如果你确实大胆的话，看看自己的思维告诉自己不能做什么，然后考虑偏要多做一下这样的事情（只有你愿意时才行）。如果你现在很焦虑，你的思维告诉你如果太焦虑的话会看起来很蠢，那么就做点蠢事情。把帽子翻过来戴，把眼镜戴在后脑勺上，问问过路的人现在是几月。如果你的思维说你有可能晕倒在地上的话，那么就故意地躺在地上，看看用这样的方式来作为对身体倾向的反应，会是什么感觉。

留意你在此刻是观察的自我，从始至终，没有改变。在体验的过程中随时使用这样的感觉（不要用这样的感觉来游离或是逃避）。

综上所述，要留意你的思维通过逃避的方式想要来"保护"你的每个细微的方面。打破任何形式的逃避，放开逃避。这么做只有一个目的：练习积极地活在当下，没有任何控制。这并不是什么调节内心的新方法、神秘方法，就只是仅此而已。

明白了吗？好，现在就开始实践吧。带上所有的技巧，感受当下所感受的一切，全身心地、不带任何抵抗地。首先要设定好限制。

现在，下面列出了一些你可以用来提醒自己该怎么做的条目。你可以增加在本书练习过程中提到的任何条目，来帮助自己去除想法和情感的融合，或者接纳这些想法和情感，或是和观察的自我接触。可以列出任何对你有帮助的条目。比如，假设你患有广场恐惧症，你决定采取行动的第一步是到自己所在的街区去走走，当焦虑出现时，问问自己："如果这样的感觉有尺寸，那么它有多大？如果这个感觉有形状，那么它像什么样子？"

如果你愿意让自己的想法和感觉像漂浮在水面的落叶，那么就在头脑里做这样的练习；如果你想把自己的想法和感觉放入到三列思维列车中去（不要让自己陷入车厢中去）的话，就这么做好了。如果你自己会陷入自己的想法中去，那么就用一些你在第6章里学到的认知解离的技巧。你可以使用那些直觉告诉你有用的东西。我们在这里所谓的"有用"就是指能帮助你活在当下，认知解离，愿意和一直以来痛苦或是想逃避的东西接触的技巧。

将这张清单随身携带，在你真的体验的时候可以瞄上一眼。关注自己的身体和身体的感觉。要留出空间来。

- 注意你周围都有什么，欣赏你眼下的环境。

- 不要逃避。

- 关注自己的想法，但只是任由它们来来去去。不要追随这些想法。

- 留意将自己带到过去或未来的推力，然后留意自己现在正在当下。

- 不要抗争。

- 关注想要行动或是逃避的推力。除了关注以外，不要对这个推力采取任何行动。

- 来点新的举动，甚至可以是好玩的举动。

- 运用自己的"颠倒的罗盘"（但只有自己愿意时才能用）。

- 留意自己正在关注的所有事情。

- 坚持自己的承诺：活在当下，绝不逃避。

在下面列举出你可能会采取的其他举动：

_____

_____

_____

你可以继续重复体验第一个场景，直到自己感觉到可以对这个体验多敞开一点心胸，接纳它本来的面目为止。这倒不是说你要做到痛苦消失为止，并不是那样。只要能为自己所有的想法、感觉、冲动、身体感受和记忆留出空间即可。欢迎它们都进入你的心房，将它们全部吸入。

完成之后（或许需要多次练习），进入到第2个场景，重复同样的工作。如果你达到了某个看起来有点超越你能力的程度，那么就把这张清单放到一边，在完成了本书最后一张的练习后再回到这里。

你可以无限期地继续练习这个过程，使用清单上的技巧和其他的许多技巧。练习到某个程度时，就没有必要再列出场景继续练习了。只要你练习过接纳技巧，就能将此融入自己的日常生活中，生活本身就会给你提供许多飞跃的机会。当我们开始说是的时候，感觉是多么奇妙，生活就好像向我们展开了恰当的挑战：总是比我们希望的要稍微多一点，要早一点，但却可以接受——如果我们愿意的话。

飞 跃

如果你已经练习到这里了，那的确是做得很不错。你已经向积极心态迈出了第一步，而且在用不同的方式去理解自己的痛苦方面做出了第一步飞跃。不要让你的思维带走你目前取得的任何成就，将其变成绝对的东西。没有人催促你，这场竞赛也没有"终点线"。不管怎么说，现在，向前进就好。

在下一章里，我们会把你已经学过的所有认知解离、正念，以及接纳的练习集中到一点，你将学习如何在有价值的、投入的、有活力的人生中使用这些技巧。

11

什么是价值

假想你正在驾驶一辆叫作"你的人生"的公车。和其他的公车一样，在前进的途中会不断上来乘客。在这个例子中，你的乘客就是你的记忆、身体感觉、习惯性的情绪、程式化的想法、经历所产生的冲动，等等。车上已经搭乘了一些你喜欢的乘客：个头矮小、和蔼的老太太，你希望她们坐在前排，靠近你。还有一些你不喜欢的乘客：粗鲁、吓人的帮派成员，你希望他们能尽快赶乘别的公车。

　　这是不是就像你才开始读这本书时关注到的那些乘客？他们表明了你为之抗争的心理痛苦的特点。很有可能你已经花了不少时间来想要让某些乘客下车，改变他们的外貌，或是让他们不那么显眼。如果你正承受着严重的焦虑、难受的冲动或是悲伤的痛苦等感觉的话，你很有可能会想要让公车停下来，强迫那些你不喜欢的乘客下车。

　　但是请注意，要达到这个目的，你要做的第一件事就是停车，在同这些挣扎抗争的时候，你得让自己的生活暂停。而且，很有可能的是，这些不受欢迎的乘客并不会因为你的抗争就下车。他们有自己的打算；再者，时间也是一去不复返的。某段痛苦的经历一旦上了车，就会永久地留在车上。除非做脑切除手术，不然这个乘客是不会离开的。

在我们知道这些乘客就是不会离开之后，作为最后采取的办法，我们通常都会关注他们的外貌和特征。如果我们有什么负面的念头，我们就会想着要对其粉饰一番，这里换个词，那里搞点细微差别。但我们还是自己经历的产物。当我们和车上的乘客争辩或是想要改变他们的时候，我们就是在强化他们。就好像遇到一个歹徒，强迫他穿上西服领带，好让他看起来没那么吓人一样。至少，在记忆中，这个歹徒还是以其本来的面目存在的，就算他穿上了昂贵的西装领带，你还是知道他本质没变。

典型的情况是，当我们穷尽了所有的可能性之后，就会和车上的这些乘客讨价还价。我们想要让最吓人的乘客蜷缩在车后座的位置上，希望至少不用常常看见他们。也许我们还可以假装他们都全部消失了。我们用尽一切办法来避免承认车上还有吓人的乘客。我们逃避，我们使用控制策略，我们否定。

你可能使用了许多方法来掩藏自己的焦虑、抑郁，或是低自尊，让这些想法和感觉都缩在后座上。但这么做的代价非常昂贵，因为你搭上了自己的自由。为了让这些不受欢迎的乘客远离视线，你提出了这样难过的交换条件：如果他们愿意缩在后面，不要让你看到，那么你会驾车去任何他们想去的地方。

比如，为了让自己的社交焦虑症转移到车子的后座，你可能会在感觉到会受到别人评价和恐惧的场景中逃避人群；当出现和他人交往的机会时，你要么拒绝，要么在社交中采取防御和三心二意的姿态。这么做的目的只是不要让这个吓人的乘客——社交焦虑症抬起他丑陋的脸。

就算这一招能在某种程度上起到一点效果，代价也是巨大的。在你驾车驶向乘客要求的方向时，你已经失去了对这辆"你的人生"的公车的控制。在本书的开头，我们对你作出了承诺：你有可能摆脱心魔，拥抱自己的人生。你现在就可以这样做，不需要改变自己的思维。

在做到这一承诺之前，我们花费了一些时间，我们走了一些远路。我们专注于想要找出让乘客离开的办法，或是让他们看起来不一样，又或是和他们讨价还价，让他们的特征不那么明显。接着我们不再逃避，而是学会了接纳。不再相信或是不信，学会了认知解离和正念。不再对未来恐惧或是对过去忧愁，我们学会了如何活在当下。不再做思维告诉我们的自己，而是学会关注超验的"虚无"的自我、一个无法言传的自我，持续存在的自我。

如果你已经完成了这些练习，你一定更了解该如何舒服地与车上的乘客相处——和他们保持区别，然而愿意搭乘他们，充满活力，关注当下。你已经学会不与这些乘客做私底下的交易，不然车子的控制权会落入他们手中。因此，在本章和接下来的两章里，你要准备好前进到最核心的部分去。

当你上车以后，你会注意到通常在车的正前方有一块小标牌，标明车要去的方向。上车的乘客都会被带往这个目的地。车子的去向并不会由乘客的一时兴起而改变——车子行驶的目的地受限于车主和司机的控制，司机会将车开向此处。因此，现在是时候审视一下自己想要让这辆叫作"你的人生"的公车开向何处了。你会选择在标牌上写上什么目的地呢？你的路线是怎样的呢？

选择人生方向的价值

首先我们要提出警告：你即将进入本书中最困难的部分。你的思维在倾听、在观看，还想宣布说我们共同进退（就像以往那样）。价值不是纯粹的语言事件，但必然是（至少部分是）可以用语言表达的。这样的状况使得价值和某些毁灭性的语言进程之间只有一线之隔。你的词汇器官，比如，你的"思维"可能会宣称你马上要做的最重要的工作意味着没有意义。

比如，假设你留意到自己对练习的反应有一种沉重感；假设你开始感到失去力量；假设你开始感到自己无足轻重；如果，再一次，你认为或是感到自己处于劣势，无处可去，那么停下来。这些都是你的思维占上风的明显信号。如果你在练习第11章、12章和13章的过程中遇到了这样的感觉，那么后退一步，用自己在书中学到的所有策略来重新开始这一章节。看看自己是不是能在第二轮里解离思维陷阱的融合。价值是充满活力的，提升人生质量的，并且令人充满力量的，它绝不是另一根要击败你的精神大棒，或是另一个让你无法达到的评价标尺。

在"你的人生"公车前面的标志牌上，写着价值。价值就是选择人生方向。然而，要分解这一简单的定义需要理解什么是"方向"以及什么是"选择"。

方　向

因为价值不仅仅是语言所表达的内容，所以用公车来比喻你的人生可能还更有助于理解。因此，想象你的公车正在一大块有许多沙砾路的平坦山谷间穿行。车窗外是山脉、丘陵、树木和岩石。近处还可看见池塘、灌木、草原、岩石和河流。公车上还装有指南针。

你必须要选择一条方向，于是你说："我认为应该向东。"你查看指南针，将车朝东的方向开去。在前方出现了一条路，不一定能走到东，但是能把你带往那个方向。你驱车前行，走到了路的尽头，面前又出现了好几条道路。研究了这些道路之后你又继续前行，不管怎样都是在朝东方前进。

那么你什么时候才能真的到达东方呢？你如何才能知道自己已经到达了呢？什么时候才是"东"这个方向的尽头呢？什么时候才算是走到自己能去的最远的东方呢？

如果你没有具体的地点，只是朝着某个方向前行的话，答案只能是"永远无法到达"。方向不是什么可以"到达"的地方，不像你"达到"某个目标或是"到达"某个城市那样。

同样的，价值是一些有意识的品质，将无数时刻汇集在一起构成了一条有意义的人生之路。价值是时刻所汇聚的意义，但又永远不可能如物体般被拥有，因为价值是未展开的行动的特征，而不是特定的事件。换句话说，价值是动词也是副词，但不是名词或形容词；是你做的某件事或是你做事情的特征，而不是你拥有的什么东西。如果是你做的某事（或是做的某事的特征），那么永远不会结束，因为你从来都没有结束过。

比如，假设你的价值之一是要做一个有爱心的人。那么这绝不是说只要你在接下来的几个月里关爱某人就可以了，就像建完了房子或是取得了大学文凭一样就结束了。有更多的爱心需要去奉献——总是这样。爱是方向，不是目标。

在我们继续探究价值之前，我们还会回到这个比喻里来，但为了完成对价值的定义，我们必须还要给"选择"下定义。

选　择

选择和推理判断不是一回事。在你作出判断的时候，针对自己的所需，你对可选项运用了自己的思维和思维的评估能力，然后在选择项中挑选出了一个。比如，你可能会决定在晚餐吃鱼，而不是油腻的汉堡包（尽管你更喜欢汉堡，而且花钱又少），但选择的原因是因为有许多证据表明鱼油对心脏有好处，你也想活得久一点。这就是判断。你考虑到了好几个因素：食物的味道，食物的价钱以及活得更久。你用下面的这些比较来审视正反两方：鱼可能吃起来没有那么美味，但还可以接受（如果味道恶心的话，你的决定可能就会不一样了）；鱼价钱要高一些但是你能支付（如果它花费巨大的话，你可能会不管健康的因素而选择汉堡包）；你希望保持健康；你认为吃鱼更健康，于是你选择了鱼。

90% 的判断都挺管用。运用我们的逻辑判断来作出选择的能力是非常棒的工具，这样的能力也说明了人为什么能在这个星球上如此成功。但是在某些领域，判断就不怎么管用；在另外一些领域里，判断就压根儿不起作用。

判断不起作用的一个领域就是价值的领域。原因在于：判断一定会将评估的标准运用到选择项中。比如，在刚才我们描述的判断中，衡量的标准之一就是你的心脏健康。就像测量客观物体一样，我们试图用"健康心脏"的标尺来测量鱼和汉堡。其他的任何评估情形也是这样。一旦你选择了要使用的标尺，那么要挑出最佳选项就是纯粹的智力判断了。

但标尺本身又如何呢？是如何选择那个标尺的呢？挑选标尺本身就是一种判断（有时是这样的），那么这就意味着还有另一个标尺存在。当一个目标是另一个目标的手段时，就出现了这样的情况。比如，你可能会把"对心脏的健康"当作标尺，倒不是因为这本身就是结果，而是因为健康的心脏能使你更有可能过上长寿而完整的人生。但是那样的标准是如何挑选出来的呢？选择"过上完整而健康的人生"难道本身不就是判断吗？可能是。如果是的话，还会有一些其他的标尺可以运用在"过上完整而健康的人生"这一标准上，因为从定义上来看，判断就是要将评价的标尺运用在两个或是更多的选择项上。

留意一下出现了什么情况。这样的情形会一直持续下去。到最后，判断会告诉你没有标尺可以选择，因为判断需要运用某个评价的标准。判断是很管用，只不过是在你挑选了某个判断标准以后。

然而，价值能给我们一个停靠的地方。价值不是判断，价值是选择。选择是在若干条原因（如果你的思维告诉你任何原因，通常都是这样，因为思维总是对任何事情都喋喋不休）所组成的选择项之间所做出的挑选，但这样的挑选不是为了这些原因，在某种意义上，这些原因不能解释或评价这样的挑选或是与这样的挑选有什么联系。选择和评估的语言标尺之间没有联系。换句话说，选择是在选择项中做出的平静的挑选，和判断不同，判断是在选择项之间由语言所引导而做出的挑选。

你有没有注意到，"评估（evaluation）"这个词汇实际上包含了"价值（value）"这个词汇？这是因为评估是需要运用到我们的价值的，然后才会在这些价值的基础上作出判断。如果价值就是判断，那么就是说我们得评估自己的价值，但是我们又要反对什么价值，才能对价值作出判断呢？

通常情况下，我们不会考虑这么多，理由很充分：思维不喜欢选择。思维知道如何运用评估的标尺。事实上，这正是关联能力所做的一切事情的精髓所在。但是思维无法选择最终的方向，以使所有的决定都充满意义。

从非语言的机制来看，所有在选择项之间的挑选都是选择，因为非语言的机制不会运用语言工具来做出语言判断。在实验室里研究这些状况的科学家们创造和测试了选择的原因，但动物并不会用科学家们从语言意义上想出来的"原因"来指导自己的行为。动物就只是选择而已。在类似的情形中，如果我们是奥林匹亚山上的诸神，知道自己生活中的每个细节，知道如何阐释所有的影响，那么我们也许会推理出自己在生命中的某一刻做出某个选择的原因。但我们不是奥林匹亚山上的神，从内心来看，我们就只是选择而已。

人类有必要学会地球上其他所有的生物都会轻而易举做到的事情，就算是思维不停地在我们耳边絮叨，告诉我们每件事该怎么去做，也不会影响到我们。之所以有必要，是因为没有选择，就不可能有所谓的价值。

做出选择

要练习选择，我们先从一些琐碎的小事做起。下面有两个字母，选一个。

A   Z

下面进入棘手的部分。提出这个问题时观察你的思维："为什么你要选这个字母？"

对大多数人来说，思维现在会创造出一个"原因"。但是此刻请把你所有的认知解离的技巧运用进来，看看是不是可以留意到这个关于原因的想法却选择了另外一个字母？还记得我们在第2章里做过的练习吗？读出某个言语规则但是却故意去做别的事情，我们现在再做一次。

这一次，我们会让你意识到有许多"原因"。下面有两个字母。阅读下面的句子然后从两个字母中选一个出来（不要把这些句子当成判断！只需要用一种平静的、接纳的、专注的、开放的方式来关注这些原因即可，然后不因为什么原因，并且带着所有的原因来选择其中的一个字母）。

这就是要留意的所有原因：选左边的字母。不，选右边的字母。不，选左边的字母。不，选右边的字母。不，选左边的字母。不，选右边的字母。不，选左边的字母。不，选右边的字母。不，选左边的字母。不，选右边的字母。

这里有两个字母，选一个。

A   Z

你能做到吗？重复这个过程，直到完全不考虑这些絮絮叨叨就选出一个字母为止——不带抵触，不加掩饰，顺势而动，既不顺从这些絮叨，也不抗拒这些絮叨。

如果你能在思维里"选右边的字母"和"选左边的字母"的简单命令中，通过了这个测试的话，为什么不可以在面对思维给出更重要的选择原因时采取同样的对待方式呢？如果你运用认知解离的技巧，那么情形是一样的，不管这个事实是"重要的"还是"不重要的"，都一样。

让我们试试看。我们试着要在选择字母上找到"原因"。当然，这是个无足轻重的选择，因此，通常情况下，做这样的事情也不需要什么理由。但为了达到练习的目的，让你的词汇机器想出一些理由来（比如，"我更喜欢字母A，因为我的名字里带这个字母"，或是"Z让我想起佐罗，我还记得自己是小孩子时很喜欢看迪斯尼频道的重播"，或是"我更喜欢右边的字母，因为我不是左撇子"，或者"左边的字母在拉丁文中表示'邪恶'，我可不想选什么邪恶的东西"，诸如此类）。现在，把你选择字母的一些原因写出来：

选择左边字母A的原因	选择右边字母Z的原因
_____	_____
_____	_____
_____	_____
_____	_____
_____	_____

现在，再做一次这个无聊的小选择。读一读你刚才写出来的原因，对这些原因都思考一下。如果思维还告诉你有其他原因的话，也要刻意地想一想。把这些原因都当成想法，对它们不要抵触，也不要顺从，

只是关注即可。现在，再选一次。

A   Z

重复这个过程，直到你明明白白地意识到不管思维说什么你都会选择其中的某个字母为止。这并不是要你违背自己的思维，就好像一旦告诉小孩子不要把豆子放进鼻子里，她就反而会这么做一样。在这个情形中，你的思维仍然起着控制作用，只不过形式有所改变而已（这就是为什么我们说你的选择既不是反抗也不是顺从的原因所在了，从本质上看，你的选择是独立的）。这就意味着你关注到了所有的心理活动并且选择了一个字母，虽然带着这些原因，但你对这些原因既没有赞成也没有反对。

思维讨厌这个练习！思维无法理解这个练习，因为思维会针对所有的选择项产生和运用语言的原因。但人类却能完成这个练习，这是因为人类不仅仅只有语言技能。

这个练习以毫无意义的选择结束，但是价值绝不是毫无意义的。因此耳边的絮语会更大声，原因也会更有力，但采取的行动是一样的。我们可以做到任何自己想做的事，谁还能阻止我们呢？

价值是什么，又不是什么

在接下来的两章中，我们会从某些细节上对你的价值做进一步的探寻，你会学习如何更清楚地了解自己的价值。在本章中，我们只是描述价值是什么，以及又不是什么。这样看起来啰唆的工作其实很值得一做，因为产生价值的过程是思维很难理解的过程。价值难以用语言描述，但思维却总想这么做，如果我们不留心的话，价值就会被我们的语言词汇机器曲解成普通的评价和预测关系。

价值不是目标

目标是你沿着有价值的道路可以获得的东西。目标是具体的，可以达到的事件、情景，或是事物，可以完成、可以拥有，或是结束。目标和方向不是一回事。如果将目标和方向混淆，那么一旦达到了目标，进步也就停止了。

但这样的情形却时有发生，所以这也就是为什么有时拿到学位、结了婚，或是在工作中得到升职以后会感觉到沮丧的原因之一。比如，假设拿到学位本身就是结束的话，那么很有可能在毕业之后立刻就会感觉到失去了生活方向。把获取学位作为终点，或是把这当成达成其他目标的手段（例如，自我感觉会更好一些），那么这个人可能只会被自己的成就所嘲笑。

一旦分清目标和价值之间的区别，那么目标就会变得令人愉快，使人充满力量。有时专注目标（在选择了方向之后）有助于不偏离轨道。如果你站在山谷里，周围都是山脉、丘陵、树木和岩石，你只有一个指南针，那么选定一个显眼的地标会有助于你朝选定的方向前进。有一种叫作"越野识途"的竞技运动，主要依赖的也就是这个过程：参赛者在地图上标注从一个点到另一个点以便找到路，通常使用指南针或自然的或是人工的物体作为前进的标杆。

类似的，比如一个人的价值是帮助他人，那么他可能会在拿到学位后更好地帮助他人。在获得学位后会有许多有意思的和重要的事情去做，这和学位无关，和帮助他人的价值有关。

如果你是以这样的方式来看待目标，那么有利的方法是设立近得可见而又可以达到的目标，但是又要远得能起到作用才行。距离你这样的目标可以有助于你开始行动，但是一旦学会了前进，这个目标就不能有效地帮助你在生活中"定向前进"了。反过来，一个在山脉背面的目标无法帮助你保持方向一致。同理，通常情况下应该在开始阶段设立具体的、短期的目标，在学会如何前进之后，就应当为自己设立更远一些的目标。

价值不是情感

假设我们所有的体验传达出了我们的价值，那么从这个意义上来说，是一个完整的人做出了选择。有时这意味着情感会伴随着价值观的选择。经过一段时间，你就会了解，到某种程度，情感会帮助你知道自己何时是按照自己的价值在生活。比如，许多人会在行为与自己的价值并行不悖时感觉到充满活力，但这并不是说价值就等于情感。特别是，价值未必会使我们做出让情感舒服的事情，尤其是从短期来看。

一个吸毒成瘾的人会在吸毒的时候感觉很舒服，这并不是说保持兴奋就是其价值体现的结果。如果这个人真的重视和他人的亲近关系，而当他朝这个方向努力时，又感觉到害怕和脆弱。他讨厌这样的感觉，于是再次沉溺进毒品和酒精中。如果这个人戒瘾，并朝着有价值的方向前进，那么他在短期内不会"感觉很棒"，他会感到害怕和脆弱。因此，朝着有价值的方向前进对这个人而言不一定会让他感觉很棒，但这样做会"很有效"，或是"生活得很好"。

将情感看成价值，或是在本质上带有价值的情感，都会造成另一个问题，我们会在第12章和第13章里讨论。情感是你可以拥有的东西。从定义上看，价值不是你可以像拥有一个物体一样拥有的任何东西。而且，感情也不是你可以控制的，而选择的方向则是你可以控制的。从这些原因来看，像是"我把自己感觉良好作为价值观"这一类的陈述实际是建立在对价值的误解上。

痛苦和价值

情感和价值之间的联系方式是不同的，而且比较不明显，但好的情感和价值之间的联系则不然。假设某人患有社交恐惧症，一想到要参加聚会就吓得发抖。为什么会这样呢？很有可能是这个人很重视和他人之间的联系。如果和他人之间的关系一点都不重要的话，这个人也不会患上社交恐惧了。我们在本书开始就强调接纳心态的一个原因就是：在我们的痛苦中，我们被赋予了一些和价值相联系的东西。反过来也是这样，在我们的价值中，我们发现了自己的痛苦。我们不可能重视什么东西而又不受其伤害，确实，价值是你最亲近的部分。

一位 ACT 的当事人曾经在某个疗程中讲过类似的话"我不是真的看重家庭，或是亲密的关系或是孩子。我只是认为那样的生活不适合我"。过了一两个星期，这个人又说："我是个骗子，即便是对自己也是这样。"然后他讲述了下面的事件：一次他在汉堡王吃汉堡的时候，有一家子人进来坐在他旁边的桌子上，妈妈、爸爸和两个小孩子。他停下吃汉堡，看着这家人就开始哭起来了。在那一刻，他意识到自己非常渴望拥有自己的家庭和孩子。他的父母对他不好，以及过去曾遭受背叛的经历使得他否认了自己强烈的渴望，因为每次一承认这样的渴望时，他都感觉到痛苦和脆弱。他这样坦白的结果是，他能够继续前进，并拥有了自己的家庭，他使用了接纳的技巧来应对自己的害怕和脆弱，并用价值来引导自己朝希望的生活方向前进。

价值不是结果

虽然根据自己的价值来生活通常都会带来美好的结局，但这也绝不是在现实世界里"得到自己想要的一切"的秘密武器。价值是方向，不是结果。

这和重力对一碗水的作用类似。重力确定向下是方向，而不是朝上。重力就是方向，不是结果。如果有什么办法可以让水来顺应这个方向的话（比如，碗上有个洞），那么水一定会朝着这个方向流去。但如果没有什么办法让水流动的话，你就不会看见水流动。从外表上看，这碗水就压根儿好像没有什么"方向"一样，但这个方向是一直存在的，一有机会就会展示出来。

价值就好像重力。假设你把和父亲的亲近关系看作价值，而父亲却没有对你抱有同样的想法。那么你写去的信会被忽略，打去的电话和拜访都遭到拒绝。就像装在碗里的水，这样的价值很少能得以展现，旁观者只能从小小的"裂缝"中才能窥见，比如你寄去的生日贺卡（不管有没有人去读），或是你和他人谈到父亲时的评价。就像装在碗中的水，价值总是持续存在着，等待合适的时机加以展现。如果出现了通道，如果某天爸爸打电话来说希望见你，那么价值就会以更明显的方式显现出来。

价值并不意味着一帆风顺的道路

如果你正在大山谷里迷宫一般的泥泞道路上开着公车朝东行驶，那么也许你不见得能随时分辨出方向。如果有人拍下你行驶的路线，就会发现，虽然整个旅程是朝东行驶的，但公车有时可能会朝北或朝南，甚至朝西行驶。

道路之所以不是一帆风顺的，是因为有时障碍物阻挡了前行的方向。一位以创建亲密家庭为价值观的人，可能不得不离婚。在这样的情形下，亲密愿望的表达就会表现为其他形式，比如会表现为了不给孩子带来负面影响，尽量不要和配偶处于对立状态，或是在分割财产时对对方慷慨等。只有假以时日，这些潜在的价值才会变得明显，就像雪地中留下的轨迹一样，道路虽然不是笔直的，却的确是朝东的。

道路不会一帆风顺，也因为我们是人。我们可能打算朝东去，但是注意力也许会分散，结果发现自己在朝北行驶。把保持清醒情和帮助他人当作价值的瘾君子，也有可能会在戒掉瘾以后复吸。这时人的思维可能会发出尖叫："看吧，你没法朝东去！你是个骗子，是个失败者！不配得到信任！"这就好像说："因为你现在朝北，按照通常情况来看，你并没有把朝东当成自己的价值。"在这个例子里，这个人要做的应该是感谢自己的思维，感受由于复吸而带来的悲伤和痛苦，然后调转车头再次朝东行驶。

价值不是未来

让我们再回到山谷中。注意，从你选择要朝东行驶的那一刻起，你所采取的每一个行动都是这个方向的一部分。你查看自己的指南针，是大概指向东方的。你注意到了现在行驶的方向，也差不多是朝东的。也许你注意到自己有点向北偏离，如果是这样的话，要留意，这也是向东行驶的一部分。接着你采取了行动，这是朝东的一部分。再接着的下一个行动也是朝东的。所有的行为都是为了朝东。

假设有人问你："在这些所有时刻中，包括选择朝东行驶的时刻，哪一时刻是朝东行驶的一部分？"那么唯一合理的回答应该是所有的时候——不多也不少。这个答案揭示了一个有用的含义：在你选择自己价值的那一刻，你就走上了有价值的道路。另外一个有用的含义则是：活在当下就能感受到价值带来的好处。这两个含义看起来似乎和"未来"有关，但事实上确是和现在有关。

我们有另外一种表达方式：我们说，"结果就是过程，通过过程使得过程变成了结果"。你的价值本身就是你寻找的"结果"，你现在就获得了这个结果，因为这些价值给予了你活在当下的力量。你朝这些价值的方向前进的每一步都是过程的一部分。一旦你选择了自己的价值，那么你朝着那个方向前进的过程就始终受价值的驱使。有方向才会有连贯的旅程；而旅程正是最值得的东西。你的价值令你的生活充满力量，就像踏上了没有终点的旅途，旅程没有终点线，所以和结果无关，重要的是你选择的道路。

假如你把成为一个有爱心的人作为自己的价值，那么这个旅程也永远不会结束。不管你做了多少有爱心的事情，总是会有更多的事情需要你付出爱心。选择这条路的好处并不体现在未来，你现在就开始拥有了有爱心的人生，对，就是现在。但是你永远也不可能做完所有需要付出爱心的事情，这个方向没有终点。

价值和失败

价值意味着承担责任，也就是说，承认自己总是有反应的能力。你能够总是采取的反应就是确立价值，虽然在某些特定的情形下你当时无法采取行动来彰显自己的价值（就像是碗中的水一样）。但大多数时候，你都可以采取行动，并且我们的价值也能让我们看到自己什么时候偏离了自己选择的方向。我们的价值就像是道路前方的曙光，哪怕在道路林立的路口，路牌会误导我们走上错误的道路，甚至当我们精力不集中，将车子开下了另一个路基，它也会将我们带回到路上。失败的痛苦支撑着我们重新出发。

没有人能够总是按照自己的价值生活，但这和失败是不同的。如果我们用价值来责备自己的话，就陷入了想法的陷阱，仅仅只是因为分了神，就认为自己实际上做不到价值所要求的内容。当你觉得自己失败时，问自己这样一个问题：陷入那样的想法有什么好处？和我的什么价值一致吗？是想要正确，永不失败？还是永远都不脆弱？那些想法就是你希望的人生吗？如果不是的话，那么就算你的思维喋喋不休地说你有多么失败，也承担起自己的责任，去感受痛苦，从中吸取教训，然后继续前进。

当你因为自己的局限而感到负疚或是耻辱时，正是使用认知解离与正念的技巧的时候，即承认此时出现的思维的絮叨；也正是你使用接纳技巧的时候，要承认此时出现了痛苦；也正是使用选择能力的时候，再次和选择的方向联系在一起，这样你就可以重新朝着自己选择的方向前进了。

价值总是完美的

价值使人高兴的一个特点就是：对于持有该价值的个人来说，终极价值是完美的。我们所说的"完美（perfect）"并不是"评价为好的"意义上的完美。我们是指其最原本的意义：彻底完成或完全 [在拉丁语中，"per"意为"完全"，"fect"意为"完成"，和"工厂（factory）"来源于同一个拉丁词根]。如果你把自己的价值看成破碎的或是有待改善的，那么这肯定意味着实际上还有另外的价值等待你去发现。

假设一位商界女性哀叹自己在家待的时间太少，是因为她"太重视工作了"。很显然，这意味着除了工作以外，她也非常重视自己的家庭。她需要做的就是找到平衡的方法，将两套不同的价值融合在一起。她的价值是完美的——只是她的举动需要改善。

这就意味着如果你愿意设立价值，很快就能取得胜利。因为快乐来源于旅程，而非结果，你的价值是完美的（这不是说它们就不能改变，只是说不能被评估），就你所知，什么都没有错过，只是去生活，每一刻，每一天，作为自我忠贞的举动来坚守自己的价值观。

通常的心理游戏是当你取得积极的结果时，你就"赢了"。但是思维总是不断地要求。即便你"赢了"，你的思维也会担心下一次如何。最近一则关于一位世界级的运动员的新闻报道就说明了这样的情况。她是这个项目的世界第一，已经连续两次赢得了世界冠军。这个世界上只有很少的人才能取得这样的运动成就。但是，在赢得第二次冠军时，她说自己最主要的感觉不是高兴，也不是满意，而是害怕。原因是什么？她害怕自己明年不会再赢得世界冠军。

思维就像这样，永远也不会改变。思维就是评估的、预测的、比较的、焦虑的"器官"。但是在价值里，情形就不一样了。一旦你选择了价值，事实上就总是在选择价值。你已经赢了。价值使你遵循自己的道路，并且衡量自己在这条道路上取得的进展。

选择去拥有价值

如果去哪儿并不重要的话，那么内心的挣扎把你带向何方也就不重要了。而你正在读这本书这个事实就表明了，去哪儿对你来说确实很重要。审视你自己，看看自己人生中最大的痛苦并非是自己的焦虑、抑郁、冲动、记忆、创伤、愤怒、悲伤等，而是自己没有彻底地、全身心地投入生活。因为我们在引言部分谈到的正在进行的战争，使得你的生活被搁浅了。于是，时钟的每一声滴答声都好像在嘲笑你，又没有全身心地去度过生命的每一秒钟。

这里的关键问题不是你有问题，而是你把在这里可以做出的选择搁置起来了。生命中的活力和投入并不需要你先将痛苦消除。恰恰相反，它需要你确认怎样的生活才是你自己真的想要的生活，然后对来自这样的生活本身的快乐（和痛苦）敞开胸怀即可。

所以，现在问问那个在镜子中看到的你。你希望自己的生活是什么样的？究竟是什么样的？

12

选择你的价值

本书的最终目标就是确定什么对你重要，并且积极地去选择追寻这样的方向。虽然到目前为止你所拓展的认知解离、正念以及接纳的练习本身非常有用，但如果不致力于把它们都用于过上积极生活的话，那么这些信息都不过是空壳子而已。

第11章应当已经让你明白我们所说的"价值"是什么意思。就算是面对巨大的不幸，选择你所重视的，并朝着这个方向努力，也可以使你的生活更富有且充满意义。这一章就准备讨论这个内容。

你所侍奉的主人

过上有价值的生活就是在行为上为自己所重视的价值服务。鲍勃·迪伦（Bob Dylan）曾经这样写道："你总是要为别人服务的。"问题是：你为谁（或什么）服务？你的经历，这本书，以及你现在的心理困境都可能向你表明，为了减轻痛苦而活根本就算不上生活。如果你的广场恐惧症告诉你不要出门，而你所知的其他信息都告诉你走出去是非常重要的，那么服从于自己的广场恐惧症可能就会使你走上自己不愿意走的道路。

在某些方面，明白这一点会让人害怕。如果你下决心不把自己的决定建立在思维所说的基础之上，那么你的行动又是以什么为基础的呢？如果你真的能成为自己选择的任何东西，那么你又如何知道你自己想成为什么样的人呢？在这看起来无尽的选择中，你的指南针又该指向何处呢？

我们相信在此时此刻，你已经掌握了所需的一切工具，能让你过上自己选择的有意义的、充满活力的生活。你不仅有这样的机会，还有这样的能力来为自己所重视的一切服务。但这不是说周围的环境就一定能让你实现所有的目标，这并不是对结果的保证，也不是说你掌握了实现自己既定目标所需的一切技巧。但这的确意味着你拥有了选择方向所需的一切。

"价值"这个词汇来源于拉丁词根，意味"有价值的和强有力的"。该词根隐含了动作，所以同样词根的还有"掌握"一词，实际上意味着去使用一切重要和有力的东西。价值不仅能让你确定每天想要追求什么，而且能让你知道自己希望过上什么样的生活。从某种意义上来说，这里所说的重要的是生死攸关的事情，或者至少是充满活力的生活与死气沉沉的生活之间差别的事情。

练习：参加自己的葬礼

人死去时留下的一切就是他所代表的一切。想想看某个已经不在人世，但是其人生受你景仰和羡慕的人。想想自己心目中的英雄，看看在他们过世后，是不是他们所代表的一切是现在最重要的。最重要的既不是他们所拥有的物质财富，也不是他们内心的困惑。他们在自己的人生中所体现出的价值是最重要的。

你还有很多时间活在这个世界上，但你也不知道还有多少时间。"知道自己会死，你还会活着吗？"这样的问题和"知道自己会受伤，你还会去爱吗"这样的问题没有什么本质上的不同。或者还会有这样的问题"知道自己有时候会做不到承诺，你还会承诺去过有价值的生活吗？"或是"知道自己有时会失败，你还会为成功而努力吗？"潜在的痛苦和从经历中所获得的活力是同时并存的。如果你的生命的确要有所意义的话，最好是看看自己的人生道路会留下什么。

逃避出现的原因之一就是我们的语言意识会认为自己在这个地球上的生命是有限的。我们认为想到生命的终结是一件恐怖的事情。不是要让你觉得恐怖，而是要让你了解原因。如果你能够从现在开始到生命结束都真正过上你选择要过的生活，那么会出现什么显而易见的情况？也就是说，你过的那种生活肯定会出现什么情况？

这并不是预测、猜测，或是描述。这个问题也不是问你做过什么或是打算做什么。我们问这个问题是想知道你希望自己看见什么样的结局。但这个问题和社会认可度没有关系；不过，如果你的价值观的确是有价值的话，这方面也不成问题了。我们只是问你：如果你能自由选择自己生命所代表的生活，那么什么是最显而易见的？

你可能会自己小声回答这个问题，但既然这是个选择，我们希望你对你自己关于某事的渴望敞开心扉。如果你的生命可以是任何形态；如果你的生命就存在于你和你的内心之间；如果没有人会嘲笑你或是说不可能；如果你对自己最深层的渴望够勇敢，那么你希望自己的生命是怎么样的？要达到这样的程度——这样有力的程度——在你的生活中是显而易见的吗？

现在，找一个可以让自己安静并集中精力的地方。确保不要有太多的干扰，给自己充分的时间来勾勒出下面的情景，然后回答一下问题。

要留意，你花时间来做的这个练习，会给你带来很强烈的和情绪化的体验。我们的目的并不是要你"面对自己的死亡"，而是要你面对人生。然而，通常阻碍人们拥抱有价值的人生的部分原因是：任何价值都会包含"生命是多么短暂"这样的信息。逃避这样的信息就意味着你对任何东西都不能真正地、全身心地投入，并且希望不要为任何事情而付出太高的代价。如果你发现自己陷入到了自己的情绪中，无法"继续前进"的话，就回忆一下你在这本书里所学到的技巧，使用其中的一两个，并且明白自己正在做的练习是为了某些潜在非常有力的东西而服务的。

现在闭上眼睛，深呼吸几次。将思绪平静下来以后，想象自己已经死了，但是因为某些神秘原因，你能在精神上亲眼看见自己的葬礼。想想看自己的葬礼会在哪里举行，会像什么样子。花一点时间在脑海里勾勒出自己未来葬礼的画面。

在下面的空白处写下某位家庭成员或是朋友作为代表来致辞的内容，包括你的人生代表着什么；你关心什么；你选择了怎样的道路等。用两种方式来写这篇悼词。

首先，如果你现在陷入的挣扎还在继续主宰你的人生，或是持续增长的话，写下你最害怕的事情。假设你从自己真正想过的人生中退缩，选择了逃避，心理纠缠，情感控制，以及自我评价的道路。想想看你的家人或是朋友，他们会说什么？写下来，一字一句地写：

现在，假设你可以在此刻看到这个人的内心。如果不用任何审查，也没有假装演戏，而你就能看清这个人的想法，那么这些也许不能在公开场合里说出的想法会是什么（只是他或者她内心的想法）。写下来，一字一句地写下来：

这篇悼词就是对你所害怕的事情的描述，也许是对你过去的道路将你引向了何处的描述。如果你不喜欢写下自己刚才所写的东西，就把这样的痛苦排解到下一个进程中吧。

你的悼词不一定非得是这样。想象从现在开始，你就要按照自己最重视的方式去生活。这倒不是说你的所有目标都会奇迹般地达成，而是说你选择的人生方向是明显的、清晰的、明白的。

现在想象谁会出现在你的葬礼上。肯定有你的配偶、孩子、最亲密的朋友，也许还有同事、同学或是教友（取决于你的信仰状况）来出席。所有你喜欢的人都可以来参加这个葬礼，没有什么限制。如果有什么老朋友或是失去联系多年的人是你希望见到的，那么也不必担心。他们都可以出现在这个想象的场合。想想看自己生命中最重要的人，将他们置于这个场合。看看他们，看看他们的脸，观察他们参加你的葬礼。

现在想象某个人（你可以选一个）来做关于你的悼词，如果你的人生真实地反映了你最深层的价值观，悼词的内容就反映了人们对你的看法。想想看自己最希望在自己的人生中彰显什么。这不是什么测试，你不会因此而受他人判断，也没有人知道你在想什么。

当你有了清晰的概念以后，花几分钟时间写下来，一字一句地写下来，你最希望在悼词中听到哪些关于自己是如何度过自己人生的内容？大胆一点！这不是预测，这也不是自我褒奖。让这些内容反映出你最希望创造的人生意义，你最想在活着的时候展示的人生目的。想象一下你的家人或朋友正准备谈起你，他或她会说什么？写下来，一字一句地写下来：

_____

_____

_____

_____

_____

_____

_____

_____

做这个练习有什么感觉？除了观看自己葬礼的奇怪感觉之外，你在练习中还想到了什么？

现在，回头去读读自己写下的内容。如果你觉得有什么写得不完善的，或是有什么不相关的，可以重写。嘿，这可是你的葬礼啊！

如果你的确完成了这篇悼词，那么你也许会看到，在你写下的字句里面，有些内容实际上已根植在你的内心。你能不能从中看到自己想在生命中彰显的东西呢？

一旦你身故，那么你希望人们缅怀你的方式实际上很好地说明了你现在所重视的东西。我们不知道别人会在你的葬礼上说什么，但是我们的确知道，你今天的行为会深深地影响到从现在开始的你的人生。你挚爱的人记住的不会是你的想法、感情，或是身体感觉，而是你在生命中的每一天所做出的选择和采取的行动。难道今天还不该开始吗？难道不该现在就开始吗？

让我们看看是不是可以用回顾人生的办法来挖掘出你最重视的东西。我们再试着把这些内容都提炼成下面更短的形式。

人们被埋葬以后，通常会立一块墓碑。上面会写着像"这里躺着的是苏。她全身心地热爱着自己的家庭"这样的话。如果下面的这块石头就是你的墓碑，你希望看见上面刻着什么？你最希望自己的人生有怎样的特点？再次申明，这既不是描述，也不是预测；这是希望、是渴望、是愿望。它就站在你和镜中的人之间。你希望自己的人生代表什么？

花点时间想一想，看看自己是不是可以将内心最深层的价值提取出来写到墓碑上，在下面碑石的插图上写下来。

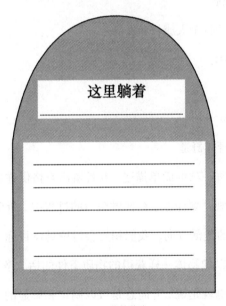

图 12.1　你的墓碑

向前迈进一步：10个有价值的领域

刚才你完成的小练习提供了一个宽泛的开始。希望能对你有所触动，使你对自己真正想要的想法变得更大胆、更清晰。你是活人，不是死人。你希望怎样去生活？

为了让这个问题成体系，考虑以下10个可能对你来说很重要的方面：

1. 婚姻/夫妻/亲密关系

2. （父母对子女的）养育

3. 家庭关系（除了亲密关系和养育关系以外）

4. 友谊/社会关系

5. 事业/职业

6. 教育/培训/个人成长和发展

7. 娱乐/休闲

8. 精神

9. 公民职责

10. 健康/身体舒适

以下是对每一项的简单描述，并且留出空格供你描述自己在这一领域中的价值观。要注意，在你做练习的过程中，价值不是具体的目标，而是总体的生活方向。我们稍后会讨论具体目标。如果你发现自己写下的是可以像物体一样获得的物质事件的话，停下来，重新思考我们的要求；也就是说，方向总是可以制定和彰显的，但不一定能完全达到或完成。

把你到目前为止所学到的关于价值的内容都运用到下面的练习中去。记住你刚才写下的悼词和碑文，看看有没有可以能运用在以上领域中的内容。

在你做这项练习的过程中，可能会发现，有些领域对你很重要，

270

有些则不然。有些领域是你现在涉猎很少的，那么很值得期待。你不需要对每一个不同的生活领域都同等重视，不同的人会有不同的价值，待会儿我们就会帮助你给这些价值分出等级。但是现在，先试着去找出自己在每个领域里的价值。如果的确有什么领域是你想不出任何内容的，那就跳过去吧。

要区分某些领域的严格界限可能也很困难。比如，有些人就很难区别亲密关系和家庭关系，而有的人可能很难区分休闲和社交之间的不同。阅读下面的描述，尽量清楚地划分出不同领域之间的界限。如果某些部分有重合，或是在多个领域里反复出现一种价值，也是可以的，只是我们希望不要太多。

这并非测试。你不愿意的话，没有谁可以看到。所以坦诚地给自己一个机会来探究你到底重视什么。不要把你的朋友、家人，或是社会期待的价值作为练习的基础。写下你所重视的。答案没有对错之分。

婚姻/夫妻/亲密关系

对大多数人而言，亲密关系是非常重要的。这是你与"重要的另一位"之间的关系：你的配偶、情人，或是伴侣。如果你现在没有这样的关系，也可以从自己希望找到什么样的亲密关系的角度来回答这些问题。

你最希望自己在亲密关系中是怎样的人？想想自己最希望采取的具体行动会有所帮助，然后用这些信息来挖掘一下在行动背后隐藏的动机。这些隐藏的动机是什么？它们反映出你在这样的关系中最重视什么？不要写下目标（像是"结婚"什么的），待会儿会有机会的。

_____

_____

_____

_____

（父母对子女的）养育

想想看，为人父母对你意味着什么。你希望在这个角色里是怎样的？即使你没有孩子，也可以回答这个问题。你希望在帮助他人维护这个角色方面做些什么？

_____

_____

_____

_____

家庭关系（除了亲密关系和养育关系以外）

这个领域是关于家庭的，而不是关于你的丈夫、妻子或孩子的，是家庭生活中的其他方面。想想看，作为一个儿子、女儿、姊姊、叔叔、侄儿（女）、祖父母，或是姻亲，意味着什么。你希望自己在家庭生活中是怎么样的？你可以只从核心家庭的角度考虑，也可以更宽泛一些。你希望在自己人生中的这样领域彰显出什么样的价值？

_____

_____

_____

友谊（社会关系）

友谊是另一个大多数人都重视的人际关系。你希望自己的友谊是什么样的？想想自己最亲密的朋友，看看是不是能和自己生命中与朋友相关的部分所希望彰显的价值联系起来。

_____

_____

_____

_____

事业（职业）

工作和事业对大多数人来说都很重要，这是因为你会在此花费大量的时间。不管你的工作是卑贱或是高贵的，都存在工作的价值的问题。你最希望成为哪一类员工？你希望在自己的工作中代表什么？你希望通过自己的工作创造出什么不同？

_____

_____

_____

_____

教育/培训/个人成长和发展

该领域包括所有种类的学习和个人发展，以学校为基础的教育是其中之一，但该领域还包括所有你要去学习的东西，学习本书也是其中之一。你希望成为什么样的学习者？你希望在自己的人生中如何投入这一领域？

_____

_____

_____

_____

娱乐/休闲

放松对我们也非常重要。正是放松使得我们重新充电，而这样领域里的活动也经常和朋友家人相关。想想看，你的爱好、运动、副业、玩耍、度假，以及其他的娱乐形式对你有什么意义？在这些领域里，你希望自己的人生彰显出什么？

_____

_____

_____

_____

精　神

说到精神，我们不完全指有组织的宗教，虽然肯定包含了这一部分。精神包括一切能让你感觉到和比自己伟大的东西相联系的感觉，以及生命中奇妙和超验的感觉。包括你的信仰、精神和宗教实践，以及和这一领域中的其他人的联系。你最希望自己生命中的这一领域是怎样的？

_____

_____

_____

_____

公民职责

你希望如何对社会做出贡献和做好社区的一分子？你真的希望自己在社会/政治/慈善以及社区里是什么样子的？

_____

_____

_____

健康/身体舒适

我们都是由肉体组成的，通过饮食、锻炼，以及合理的健康训练来照顾自己的身体是另一个重要的领域。你希望在生命中的这些领域中展现出什么？

_____

_____

_____

有时，我们会发现，即便是进行到目前这个程度，当事人对价值是什么还会感到困惑。人们经常会错误地宣称自己重视什么，而事实上，这些选择的价值却是别人强加给他们的愿望。

要想检测你的价值，就看看上面的练习，针对自己写下的每一条价值问问自己下面这个问题："如果没有人知道我在做这样的练习，我还会这么写吗？"如果你发现自己写下的陈述并不是"确实不假"的话，或者只是"好好的，乖乖的"这一类话语，而不是自己内心想说的真实内容，那么回去校正一下自己写的东西。这个清单不是给别人准备的，就是为你准备的。

分级并检测你的价值

在某种程度上来看，某些价值对你而言比其他的价值更有意义，这并不重要。你在上面的练习中写到的所有内容都是你为了能活得更完整而希望在生命中追寻的不同领域。然而，为了能看清应该先从生活中的哪个领域开始采取行动，对你的价值进行分级评价就会很有帮助。第13章是承诺要采取的行动。在我们开始采取行动之前，看看自己希望先作出什么承诺。

回顾你刚才完成的工作。现在，从每一个领域里提取出一个核心价值（如果有好几个的话，可以挑出最重要的那个），在下面的空白处写出一个短语来提醒自己。现在从两个方面来对每个领域进行分级。首先，问问自己，这个具体的领域现在对你有多重要，从1～10来划分其范围，1代表根本不重要，10代表非常重要。我们不是在问这个领域在你实际的行为中有多重要，而是问如果你能拥有自己想要的生活，这个领域有多重要。

然后，根据你的实际举动来给每一个领域分级。在 1 ~ 10 的范围里，你现在在多大程度上以这样的价值在生活？ 1 表示在我的行为里根本就没有展现出这样的价值，10 表示我的行为充分地彰显了这一价值。

最后，从重要程度的得分里减去实际行为的得分，得到的分值就是"生活偏离度"的分值。

最右边的得分可能是最重要的。分数越高，说明你的生活在该领域越需要根据自己真正想要的内容而做出改变。在生活偏离度里得到高分是痛苦的标志和来源。你可以把这些分数用荧光笔标出来或是圈出来，标示出价值的重要性和实际行动之间的最大差距。

给你的价值分级				
领　域	价　值	重要性	彰显度	生活偏离度
婚姻/夫妻/亲密关系				
（父母对子女的）养育				
其他家庭关系				
友谊/社会关系				
事业/职业				
教育/培训/个人成长				
娱乐/休闲				
精神				
公民职责				
健康/身体安乐				

开始采取行动

在13章中，你要利用在此收集到的信息，我们会帮助你拓展出具体的方法来追求你在本章中展示出来的价值。价值的奇妙之处就在于你可以身处其中，你在本章里写下的一切都是可以达到的。注意，我们并没有把"消除"你的情绪痛苦当成价值之一，它也的确不是。我们讨论了你希望拥有的生活，现在这个生活就触手可及。如果你真的可以跳出头脑，融入生活，你会拥有怎样的人生呢？

13

下决心采取行动

你知道自己想成为什么样的人，甚至可能在你打开这本书之前就知道了，虽然你有可能为了避开自己的脆弱而将其隐藏了起来。当你在意什么东西时，你就可能感觉到痛苦。如果你真的要冒险去爱上某人的话，你就可能要让自己面对拒绝、背叛和失去。如果你真的想消除饥饿的话，那么你在看到没有得到食物的孩子时就会感觉到特别痛心。

"如果我不在意，我就不会受伤"，这就是人类思维所保留的触手可及的价值。但不幸的是，这会比在意带来更多的伤害。对你而言，真实的情况是，在意所带来的伤害是刺痛的、活生生的、不时出现的，而无法过自己想要的生活带来的却是沮丧的、致命的、持久的伤害。

在这最后一章里，我们将详细地讨论价值的细节。此刻你面对的问题正是我们在本书前面就问到的问题：假设作为有意识的你和你正在挣扎的个体体验之间是有区别的，那么你现在是否愿意全身心地、不带任何抵抗地去感受这些个体体验的本来面目，不要按照体验告诉你的去做，而是在此刻，这样的情形下，真正朝着你选择的价值的方向去做？这是一个需要你回答是或不是的问题。回答是表明了对过程的承诺以及对自己行为真正的改变。从现在起的某个时候，也许就是现在，生活会向你再次提出这个问题。再一次，然后又是一次，每一次你都要去选择如何回答。

我们会更宽泛地问你：不管你的思维产生出何种不适，你是否都愿意接受？并且愿意坚持在第11章和第12章里探寻到的价值，并接受由此带来的行为转变？

回答"是"并不意味着你的生活就会变得容易，但可以保证的是会变得更有活力。回答"否"则表明了你已经体验到了一切（我们在本书中已经对此有所探讨）。你也知道牺牲自己想过的生活，徒劳地想要控制自己的情绪痛苦，需要付出多大的代价。你也知道在自己的想法、感情、行为倾向、冲动、记忆和身体感觉所引起的不适中挣扎、处处受限，生命失去意义和活力是怎样的感觉。你也知道，以自己的活力为代价陷入思维的陷阱中去是什么感觉。

这一章都是关于这些内容的，是关于如何朝自己重视的方向迈出大胆的、负责的步伐的。这一章就是关于如何行动的，不是忽略你的痛苦（注意"忽略"一词是个抗争的词），而是伴随着你的痛苦，如果有的话。

迈出大胆的步伐

现在是时候迈出大胆的步伐，朝着你想要的生活方向前进了。在上一章，你探寻和发展了一些关于自己价值的理念。每个价值都是一个方向点，你可以由此画出人生的轨迹。接下来要做的就是朝着这个方向前进。这基本上是一个无限循环的四步程序：逐渐明确自己的价值，设定可以朝之前进的有价值的方向目标，采取具体的行动来使自己完成这些目标，了解和应对内心的行动障碍。

画出路线图：设定目标

回到你在第12章里完成的最后一个练习表。在这张表里，你列举出了一些价值，并对其重要性、彰显度和生活偏离度给出了分数。现在是时候来决定要从哪一个价值入手了，以期现在就能够开始投入生活。最终，你会处理所有的价值。但现在我们要先从其中一个开始，这会为其他你希望前进的有价值的方向建立一个遵循的范式。

你选择最先入手的价值应该是在生活偏离度上获得了高分的项目，如果你觉得其中有些障碍是你现在还没有准备好要应对的，那么你也可以选择得分稍低的项目。所有的价值都非常重要，它们只是在相对重要性上程度不同罢了，你也可以任选其中之一来作为开始。如果你想要过上全身心投入的生活，就应该追踪每一项的进程。现在，选择一个你愿意开始的领域。在下面的横线上写下你挑选出的价值：

_____

如果你的价值是方向点，你可以由此来引导自己的人生旅程，那么你的目标就是路线图，可以带领你朝这个方向前进。正如我们在前面几章谈到的那样，目标和价值是不同的，因为目标是实际的、可以获得的事物，推动你的人生去往你的价值的方向。目标是指路牌，你可以由此来为人生旅途作上标记，它们非常重要，原因很多。目标为你彰显人生价值提供了实用的方法，它们也为你衡量自己在有价值的道路上取得的进展提供了标尺。你可能知道自己想成为什么样的人，但是没有目标的话，你不可能在现实世界里实现价值。

但是有一个危险会伴随着目标出现，我们需要在开始之前对你做出强调：目标是可以达到的。这就带来了危险，因为我们的语言能力是非常看重结果的，而整个价值的核心却是看重过程的。

假设你到户外滑雪，当你从（接送滑雪者上下山的）吊椅上下来时，向和你同坐的人提到自己打算滑雪下山到旅馆去，在那里和一些朋友们碰头吃午饭。"没问题啊，"这个人回答道，然后他突然向头顶的直升机挥手，就在他说完话，直升机冲向你，将你迅速地带到了滑雪旅馆。你大声地抗议，但飞行员觉得不可理喻。他说："我的朋友，你到底在抱怨些什么呢？是你自己说的你的目标是从山顶上下到这个旅馆来的啊！"

如果目标仅仅是到达这个旅馆的话，那么这个飞行员说得倒也不错。如果是这样的话，飞下山坡和滑下山坡的效果是完全一样的，都是从山顶出发，在旅馆结束。甚至乘坐直升机还有很明显的好处：比如你不会觉得冷，或是疲倦，或是潮湿。但这么做只有一个问题：把到达旅馆设为目标是为了构建滑雪的过程，这个过程才是真正的"目标"。

这就是我们在第11章里所说的，"结果是一个过程，只有完成过程，过程才能变成结果"。和"上升"相比，你必须要重视"下降"，不然的话，你就无法从山坡滑下。设立某个具体的目标（旅馆）使得你能够"瞄准"一个方向，朝山下滑去。但真正的目标正是滑雪，而不是到达目标（旅馆）。

更准确点说，目标的真正目的是使你能瞄准自己的价值，这样你才能时时刻刻过上有价值的生活。一位成功的 ACT 病人在疗程结束后是这样表述的："我就是想这样做，因为这是我希望的。结果真的不重要，我希望到我死时都能保持活力。"目标完全能帮助你做到这一点，但是要小心！你的思维经常会声称，真正的目标就是目标本身（毕竟，这个器官所做的一切都是评价结果），而且还会建议你抄近道（比如破坏你的完整性，或是忽略你生活中其他有价值的方面）来达到目标。这样做会毁了你的整个目的，如果你屈从于抄近道的话，伴随着你的目标只会嘲笑你而已。

设立目标

要开始建立自己的目标的话，需要考虑到短期和长期的目标。短期目标是地图上的某个点，在不远的将来就能达到；长期目标是在地图外，道路的延伸线上。拥有短期目标和长期目标使旅途充满节奏感，引导你从一个路牌走向下一个路牌，这是非常有效率的旅行方式。从理论上来说，在你确立目的地之前都是在漫游。但是也如你所知道的那样，漫游的方式不是特别有效，设立目标的旅游则可行得多。

回头看看你在上面写下的价值。现在想一件自己会去做的事情，这件事情能够从实践的角度彰显出这个价值。在最后的几章里，我们讨论了各种各样的价值和目标，还有许多例子也可以指导你。记得要从实践结果的角度来思考这个问题，不要去想那些很稀奇古怪的东西。

如果你是一位50岁的推销员，为公众服务是你的价值，而你把目标确立为当上美国总统，那么显然是不太可能做到的。选择目标是朝着自己的价值前进的有效步骤。如果你是一位重视公众服务的50岁推销员，那么有许多很实用也可以做到的方法来使你可以为公众服务做出贡献。比如，你可以成为社区服务的志愿者，也可以给浓汤厨房提供食物。或许，你还可以参加管理当地事物的竞选。

这么说并不是要阻碍你采取大胆的行动。要大胆，但也要现实。对自己不要太宽松，但也要符合实际，要确立自己能达到的目标。

只要你在头脑中坚定地确立了自己的目标，就可以在下面的空白处写下来：

_____

_____

_____

现在，从以下几个方面来审视自己的目标：

· 是否现实？

· 是否可以达到？

· 符合你现在的情况吗？

· 这个目标能将你带向你所持有的价值的方向吗？

如果对这些问题的回答都是肯定的，那么你就已经成功地为自己设立了目标。如果对上述任何问题的回答都是否定的，那么回到第11章和12章，尽量去弄清楚什么是目标。接下来就是确定该目标为长期目标还是短期目标，是否还需要再设定其他的目标才能达到这样的目标。

现在，在下面的时间横线上标出你将实现该目标的时间点。时间横线的最左端是你的人生，从今天开始。时间横线的末端是你的死亡日期，为未来留出了相当长的时间。你的目标会在这条横线的什么点上实现呢？

今天的人生   **生命终结**

从今天到你认为能实现目标的相对距离就说明了这是一个长期目标，还是一个短期目标。如果你设立的好像是个长期目标，那么为了能实现这一目标，你还需要再设定一些短期目标。如果这是一个短期目标，你也许可以问问自己这个目标会将你带向何处，在该目标完成后你希望朝什么方向前进。不管是哪种情况，你都可以回到上面描述的过程中去，直到满意地发现自己为所选择的价值设定了一整套很棒的长期和短期目标为止。下面的练习可以帮助你追踪所有的信息。

练习：目标练习表

目标：＿＿＿＿＿＿＿＿＿＿＿＿＿＿＿＿＿＿＿＿＿＿

这个目标可以通过下面的长期目标彰显出来：

＿＿＿＿＿＿＿＿＿＿＿＿＿＿＿＿＿＿＿＿＿＿＿＿＿＿

＿＿＿＿＿＿＿＿＿＿＿＿＿＿＿＿＿＿＿＿＿＿＿＿＿＿

＿＿＿＿＿＿＿＿＿＿＿＿＿＿＿＿＿＿＿＿＿＿＿＿＿＿

而这个长期目标又可以通过下面的这些短期目标来实现：

1.＿＿＿＿＿＿＿＿＿＿＿＿＿＿＿＿＿＿＿＿＿＿＿＿＿

＿＿＿＿＿＿＿＿＿＿＿＿＿＿＿＿＿＿＿＿＿＿＿＿＿＿

＿＿＿＿＿＿＿＿＿＿＿＿＿＿＿＿＿＿＿＿＿＿＿＿＿＿

2.＿＿＿＿＿＿＿＿＿＿＿＿＿＿＿＿＿＿＿＿＿＿＿＿＿

＿＿＿＿＿＿＿＿＿＿＿＿＿＿＿＿＿＿＿＿＿＿＿＿＿＿

_____

3._____

_____

_____

这个价值还可以通过下面的长期目标彰显出来：

_____

_____

_____

这个长期目标也可以通过下面的短期目标来实现：

1._____

_____

_____

2._____

_____

_____

3._____

_____

_____

重复这一过程，直到你创建出很棒的练习表为止（没有必要无所不包，你随时都可以对其进行增减）。

没有什么严格或是快捷的规则来限定你必须拥有多少目标，这是你自己的人生。想想自己希望完成什么，根据自己的实际情况来设立目标。上面这个练习表的编号是主观随意的。也许从长期目标开始很适合你。如果不是的话，从短期目标开始也不错。不需要设立具体的目标数才是"做对了"。如果你又陷入这类想法中，那么记住，这是思维又在对你说话了。使用你在本书中学到的策略，把指南针调向你希望生活的方向。

设定目标要具有可操作性。如果你无法使你的目标在自己的人生中具有可操作性的话，很有可能会偏离自己所选择的价值。选择可以获取、可以达到的结果，能够在实际上符合你的人生。这么做才更有可能每天都真正地按照自己的价值去生活。这个过程的真正目标是能更好地将生活看成有价值的过程。每一个目标都是引导你在生活的道路上前行的一小步，道路本身没有终点（至少在生命结束前没有）。保持活力意味着总是能找到新方法去追求自己的价值。达到目标不是终点，而是新的开始；目标完成的时候正是为了再次出发而调整的时候。路标很重要，但也不要受它们迷惑。庆贺自己达到目标，然后继续前行。

行走着的行走：为了达到目标的行动

你可以说你想说的一切，但如果你不在行走中实现行走，你的生活就不可能保持活力。我们在本书中讨论到的一切都很重要，但你准备如何去做呢？如果你知道自己想去向何方，而又不朝着这个方向去，那么知道与否根本就没有意义。ACT 全部指的是行动。要让自己的人生有所不同，你需要行动。

你会采取什么样的行动来达到自己的目标呢？为了能够朝着自己的价值指南针设立的方向前进，你需要采取什么样的行动呢？

练习：通过行动来实现目标

因为生命是一个过程，一次只能迈出一步。一旦你了解了自己的价值和目标，就能选择先迈出哪一步。你还有指南针和地图，现在需要做的就是关注自己的脚步，思维非常擅长此道，因此这一部分开始就很容易了，至少在采取行动的可能性反而阻碍了行动的实施之前是这样的（此时应多加关注）。

在下面的练习表中，列举出一个你上面写到的短期目标。写下来以后，说明你为了达到这一目标而需要采取的具体行动（我们留出了5段空白，但增加或减少都是可以的）。确保写出所有你会真正去做的行动。

不要模糊（比如，"做得更好"），也不要写下自己无法直接控制的行为（如，"感觉更好"）。要写下具体的行动：要有开始结尾、有具体的形式和具体的内容。比如，"建立友谊"就不是具体的行动。"打电话给朋友"就更好，但还是太模糊了。"打电话给莎莉"就很不错。有开始结尾，也有具体的形式和内容，尽量在写下的内容中至少包括一件今天就可以去做的事情。

比如，我们假设你的长期目标的一部分内容是要让朋友们知道你在意他们，于是你决定联系老朋友们。一个具体的举动可能是打电话给一个具体的老朋友（"莎莉"），她已经和你失去联系很久了，但这个行动会引起其他举动。首先要做的就是先看看如何与她取得联系。要这么做的话，可能就要先打电话给一些认识她的朋友，在网络上查询，在电话簿里找她的电话号码，或是和她的家人联系，看看她在哪儿。每一个这样的选择都是一个具体的行动，都会让你朝着联系上老朋友的目标又迈进了一步。尽量写出所有的行为和子行为，这样的话，如果你完成了所有的行动，那么目标的实现也就是非常可能的，甚至是一定的了。

短期目标： _____

行为和子行为：

1._____

_____

_____

2._____

_____

_____

3._____

_____

_____

4._____

_____

_____

5._____

_____

_____

你现在（今天）会做上面列举出的哪个行为？关注有可能实现的。如果你已经准备好了，那么太棒了。行动吧，现在就开始。

障　碍

不幸的是，事情通常都不会这么简单（不然的话，也就不需要本书了）。总会出现障碍。有时候，在你朝着价值前行的路上，障碍会以现实问题的形式出现。但对我们目前所做的工作而言，更重要的是，障碍会以你想要逃避的体验的形式出现，要不就是以令你融入其中的想法的形式出现。

这正是本书前面谈到的内容。当这样的情况出现时表明有新的变化。

关注你在上面写下的、今天会做的一个具体行为，然后选择一个你有些心理抵触情绪的行为。把这个行为写下来：

_____

_____

_____

如果现在就让你采取这个行动，你觉得在心理会遇到什么状况而使你放慢步调？追寻一下痛苦的想法、感觉、身体感知、记忆或是冲动。如果你不太确信，那么闭上双眼，想象做这个举动的画面，并且留意出现障碍的迹象。不要在这个过程中采取逃避方式！如果你发现自己的思维在游离，或是在想，"该死的，我一点都不在意"，或是你突然感到饥饿或是想上厕所，都要提高警惕！逃避总是以林林总总的方式出现。保持这一过程，并且在下面的空白处写下你发现的每一个障碍。

1._____

_____

_____

2.＿＿＿＿＿＿＿＿＿＿＿＿＿＿＿＿＿＿＿＿＿
＿＿＿＿＿＿＿＿＿＿＿＿＿＿＿＿＿＿＿＿＿＿
＿＿＿＿＿＿＿＿＿＿＿＿＿＿＿＿＿＿＿＿＿＿

3.＿＿＿＿＿＿＿＿＿＿＿＿＿＿＿＿＿＿＿＿＿
＿＿＿＿＿＿＿＿＿＿＿＿＿＿＿＿＿＿＿＿＿＿
＿＿＿＿＿＿＿＿＿＿＿＿＿＿＿＿＿＿＿＿＿＿

4.＿＿＿＿＿＿＿＿＿＿＿＿＿＿＿＿＿＿＿＿＿
＿＿＿＿＿＿＿＿＿＿＿＿＿＿＿＿＿＿＿＿＿＿
＿＿＿＿＿＿＿＿＿＿＿＿＿＿＿＿＿＿＿＿＿＿

5.＿＿＿＿＿＿＿＿＿＿＿＿＿＿＿＿＿＿＿＿＿
＿＿＿＿＿＿＿＿＿＿＿＿＿＿＿＿＿＿＿＿＿＿
＿＿＿＿＿＿＿＿＿＿＿＿＿＿＿＿＿＿＿＿＿＿

既然某些对行为可能产生的障碍都已经列举出来了，想想自己到目前为止在本书中学到的应对策略。如果你已经培养了"喜欢的"认知解离，正念，以及接纳的技巧，那么可以把它们用上。往前翻一翻，书上的内容会帮助你记起这些技巧。如果你对此完全没有概念，那么现在就应该回到本书前面的部分，再重新完成练习。

使用ACT的方法，你并不能"克服"障碍或是"越过"障碍，甚至无法"穿越"障碍，你只能和障碍共处。一位康复的ACT病人是这样描述的："我过去总是想逃离痛苦，而现在我却将其吸入体内。"

练习：预见障碍

在下表中，填入1～2个词汇来提示自己预见的、可能会在你朝着价值观前进的路上遇到的障碍，并且写出你可能会用到的应对策略，如何在思维上认知解离并且接纳这些障碍。

障　碍	ACT策略

你可以在想象中练习"吸入"自己的障碍，但是最好的方法还是将其纳入行动之中。要小心！你的思维可能会告诉你，你所选择的策略会消除障碍。这是不可能的，这是老生常谈了。这些策略的目的应当是认知解离，并且为阻碍你按照自己的意愿来行事的心理问题腾出空间。

不同旅程，多张地图

到现在为止，我们已经探讨了该如何朝着为你确立的某个价值的方向前进。但是在第12章里，我们探讨了价值的10个不同领域。你可能在每个领域里都写下了多个价值。而且，你还有可能想到在我们分类之外的其他领域。如果你只重视一件事，那么生活也许就会变得简单了。但是只有当你重视许多不同的事情时，生活才展现出其完整和生气勃勃的态势。如果你填满了价值清单，那就意味着在你面前的旅途是令人激动的。

不同的旅程需要不同的地图，因为我们并不是在现实的地理位置中朝某个方向前进，所以我们可以同时进行不同的旅程。你可以并且也应该在同一时间内探寻不同领域的价值。如果我们不具备这样的可变性，生活也就失去了其丰富多彩的一面。

你在本章要做的工作可以归纳如下表：

价值表格			
价值：			
目　标	行　动	障　碍	应对策略

如果你愿意，可以将之前在本章收集到的关于自己的价值和目标的信息归纳在该表中。而且，你也可以将这张表和我们在本章中提出的问题结合起来，为每一个价值画出路线图。

你也可以把这张表复印几张，然后回到你在第12章中列出的价值里。从这些价值中的某一个开始，在表格开头的空格处写下这个价值，然后再次重复整个过程。通过这样的方式，你就能为下一步的人生道路规划出具体的策略，这些人生道路可以横跨你关注的不同领域。

有时你会发现，不同方面的价值可以结合得很好，而有时候又未必尽然。你必须要选择下一个转弯的路口，或是自己人生要前进的方向。没有现成的答案，我们也无法告诉你该做怎样的选择。选择总是你自己做出的，我们不能假装可以把生活变得比做出选择还要容易。

创建有效行动的模式

我们现在备受折磨的许多问题，从本质上看都是自我控制的问题。逃避和融合满足了短期利益模式，却损害了长期利益。然而，在你开始朝着有价值的方向前进时，你就已经在开始构建越来越庞大的有效行为模式了。

在动物的行为模式中，已经有越来越多的行为表现出了对短期冲动性选择的抗拒（Rachlin，1995）。你也可以用这个基本的行为结论来为自己的最大利益服务。在本节，我们会探讨建立更广泛的行为模式的方法，并且讨论与其同时出现的各种障碍。

为你所构建的更广泛行为模式承担责任

对生命而言没有"暂停时间",也没有彩排时间。这就意味着每一个时刻,你都在构建行为模式。在行为模式出现时承认对其进行构建,这有助于构建更广泛的行为模式。

比如,你希望更留意自己的健康。你打算减肥,合理化膳食,并且做更多的运动。你已决定每周两次去体育馆锻炼一个小时,连续一个月不吃甜食(就是戒掉习惯性吃糖果,因为你注意到自己大多数时候吃的甜食都是糖果),每天的卡路里摄入量也不超过1 800大卡。

顺利地度过了一周……你坚持了自己的承诺。第二周,你的承诺开始崩溃了。你吃掉了一大块馅饼,也没有运动(今天已经是周四了),而且连着两天都没有记录自己吃的食物了,所以你也只能"大概估计"自己吃进了多少卡路里的食物。

假设你现在很沮丧,觉得自己失败了(又一次),你发现自己想要放弃。

仅从语言内部来看,这件事充满了如下内容:你难道就不能做得更好吗? 你到底行不行? 你是注定要失败的吧?

而从另外一个层面看,这不过就是行为模式罢了:

· 作出承诺——打破承诺

在过去,这可能就是你的某种行为模式,这也许能解释你为什么会打破承诺。但其他的行为模式也显现出来了:

· 作出承诺——打破承诺——放弃承诺

要不就是:

· 作出承诺——打破承诺——放弃承诺——为打破承诺而难过

或者甚至可能是：

作出承诺——打破承诺——放弃承诺——为打破承诺而难过——害怕再次作出承诺——放弃作出承诺

这些行为模式已经完全成型了。正是你自己的行为成就了它们，不是别的什么，将其合理化也是这个模式中的一部分，因此将其合理化之后，你又对这样的合理化感到难过。

从你自己的思维中走出来，看看这个模式的形成。如果现在正在形成这样的模式，你可以通过自己的行为让它形成你想要的形式。如果你希望有所不同，那么就要做出不同的举动。如果过去你有着"作出承诺——打破承诺"的模式，而现在你发现自己又再次打破了承诺，那么你现在就有了一次绝好的机会，你现在就有机会创造一个不同的模式：作出承诺——打破承诺——（再）遵守承诺。

如果建立起了那样的模式，你就可以挤压掉中间部分，而建立起更接近"作出承诺——遵守承诺——作出承诺——遵守承诺"的有效模式。就算是中间会出现几次"打破承诺"的情况，你也能逐步将其清除掉。要全部都摒除不太可能，但我们已经能够朝着遥远的目标靠近了。

建立行为模式的过程包括留意到该模式，从自己的最佳利益出发建立起一个又一个更广泛的行为模式，并对该过程负起责任。如果你在看到这些模式时心存内疚，那么在建立有效的、更广泛的行为模式时就意味着你要对内疚的部分负起责任。如果你对自己产生了怀疑，那么该条原则同样适用。如果你因为担心自己怎么都不能遵守承诺而害怕作出任何承诺的话，采取同样的原则。如果感觉到非常有信心，该条原则仍然适用。如果你向他人吹嘘自己做得多棒的时候，还是这条原则。而且，如果这一切在你看起来都太过分的话，同样还是这条原则。

你明白自己要做什么了吗？明白了吗？

（如果你很抵触这个看起来挺傲慢的陈述的话，那么你会听到我们的道歉并且要……遵循这条原则！）

打破僵化的、不适合你的模式

逃避、融合以及自我概念化等的最大问题就是因为它们已经变成了宽泛的模式而太过于僵化。照章行事、辨明事由以及情绪控制的状况无处不见，因为语言的部落（我们随时都身处在受语言驱动的世界中）不断地支持它们，即便不需要时也是这样。因为这样的情形无处不在，这些行为也就无处不在了。你的语言机器开始掌控你的每一寸生活。

这就是为什么本书在开始时可能让人读起来有点困惑的原因了：因为我们正在打破常规的语言模式。我们所挑战的语言游戏的潜规则正是很多时候大多数人无法逃离的。

要创造新事物，我们就必须打破旧事物。ACT 的当事人们有时候把这叫作"颠倒的指南针。"他们发现如果习惯指向北的话，那么也许现在就该向南。你在第10章里做到的体验练习所涉及的那个奇怪的例子（回忆一下 "在现实中采取接纳心态" 的练习，思维不让做的事情反而故意去多做）就是"颠倒的指南针"的例子。

只要打破了大规模的、陈旧的、僵化的模式，你就有机会建立起自己所需的新模式。如果可以的话，有些模式会彼此相容（比如，你可能会发现某个模式有助于你遵守承诺），而还有一些模式是为了能有更灵活的模式才特意创建出来的。

粉碎模式

我们给你一些可以用于练习的粉碎模式的游戏。假设你注意到自己去参加聚会时总是会喝上一两杯，而自己并没有酗酒的问题，可是你怀疑在社交场合的饮酒行为可能是你想要感觉更舒适的行为模式的一部分，通过这个行为你可以更轻松地和人打交道，那么结果就是，这成为了你"尽量不要有不喜欢的感觉"的模式的一部分。这样的模式扩展下去就会让你付出代价，你看到了这一点。因此，你可以由自己刚好发现的这一小部分入手，来打破更宽泛的模式。

那么，下次聚会的时候不喝一滴酒怎么样呢？就是去开心，就是去看看，也许去观察一下没有酒精来润滑的社交是一件挺有趣的事。不要退缩，和陌生人对视，真正地进行对话。不要犹豫，稍微讲点私人内容。在这些所有的小小改变里面，你也许会发现，在社交中是否真的有可以借助的拐杖，如果有的话，那么你为此付出了怎样的代价。

假设你留意到自己和别人待在一块儿时总是有想要"看起来不错"或是"保持不出错"的冲动。从表面上看，你所付出的努力没有给你带来什么后果，但是你怀疑这是不想要看起来渺小的更宽泛行为模式的一部分，这样的行为模式会造就更宽泛的模式：就是不想要他人看出，或是害怕自己看起来渺小。而由此又引发了更广泛的行为模式：

认为自己确实是很渺小。如果你注意到了这样的冲动，那么你可能会故意去做一些引发社交不适的举动，目的就是为了去感受一下在社交中的不舒适感是怎样的。

比如，穿上白袜子配黑衣服，但不要对此加以解释；不化妆就出门或是故意用滑稽的方式化妆；故意去讲蹩脚的笑话，但也不加以解释；故意说错你已知的事实，却不承认自己是故意这样做的；给朋友讲一个自己很尴尬的故事；赔偿小额的损失；购买奇怪的东西（比如除体臭剂），然后去退货。

你理解其中的意义了吗？目标不是要显得愚蠢或是像个傻瓜，而是一旦你打破模式，就有可能出现新的行为。目标是当你发现自己陷入到了行为的框架中，并且该行为蔓延到了你在乎的其他领域时，要去面对自己更普遍的行为模式。

比如，假设你能退掉除体臭剂的话，也许就更有可能敲开一个陌生人的家门，请他为饥饿儿童奉献爱心（如果这样的行为属于你目标和价值观的"行为清单"里的项目的话）。或者你也可能会给自己基本不认识的人打电话约定会面时间（如果这个行为也和你的目标和价值观有关的话）。

要打破无益而普遍的行为模式，一个好办法就是定期地真正去做新事情。如果从来都没有做过，那么就去做做看吧：去画一幅画；去学跳舞；去卡拉OK厅唱歌；去加入社交团体；去参加烹饪班；去给自己修理或是建造什么东西；去写一首诗；去开始一段旅程。如果这些事情是为了避免失败的更普遍行为模式的一部分，"是我不会去做的"，那么效果就特别明显了。

从表面上看，你不能给别人敬酒似乎也没有什么大不了的，因为"如果搞砸了我会很尴尬"。毕竟，又有多少时候需要你敬酒呢？但这个行为助长了哪些更普遍的行为模式？如果这个更普遍的行为模式充当了卑微的角色的话，你可能已经在用这些细微的选择来束缚自己了。你可能正在将自己概念化（"我就是不擅长社交"或是"我就是太焦虑了"），而这样的举动会有系统地降低你生活的能力（参见第7章关于自我概念化的讨论）。如果是这样的话，现在就应该打破这些模式，消灭自我概念化。这正是ACT所建议的意义所在——"每天都消灭你自己"。

我们已经辨认了一些普遍的语言鼓励的行为模式：逃避感受，认知融合，执着于概念化的自我，等等。如果你能在导致这些模式的事件出现时采取任何不同行为，那就能有助于你创造出更多的心理灵活性。从事物最重要的方面来看，这就是ACT的最终目标——自己的行为能够有创造性地适应自己所希望的普遍模式的能力。换句话说，这本书的最终目的就是要实现心理解放。你的生活有多少是和自己的思维建议有关，而不是自己想要的生活？

你可以回到第10章的体验练习。如果你还未完成所有的练习项的话，现在就是完成的好时机。如果你还有更多的条目需要去处理的话，也许现在就该开始了。

因为你这么说

你为了自己的利益而建立更普遍的行为模式时，需要对此承担责任，而当你打破模式时，却不需要负担什么，所以关注二者的关键非常重要：你会做所有自己说过要做的事吗？而构建模式所需要的力量才是最重要的模式。因此除了自己说过的承诺以外，尽量无由来地去遵守每一个小承诺，这可能是个不错的办法。

你只有遵循自己说过要做的事，才能建立起和自己价值一致的更普遍的行为模式。但如果你就局限于自己在某个领域所说的承诺上，那么就会有一个缺点：要是你的思维干扰你，让你困惑到底什么是价值呢？其实填补这个空缺是比较安全的做法。这么说吧，如果你作出了承诺，现在又开始因为这个承诺不是那么重要而重新对其加以考虑，那么你就拥有了将这一模式保持足够长的时间的力量来完成这个承诺。

这个填补空缺的办法就是除了自己的承诺以外，毫无由来地选择去做事。在人类历史的某个时期，这是很常见的，而且是一种道德训练。它仍然在我们的精神和宗教层面存在，但比起以前程度弱得多。包括这样一些例子：早睡早起，就是因为要这么做；一段时间放弃自己喜欢的食物，只是因为要这么做；禁食，只是因为要这么做；穿不舒服的衬衣，只是因为要这么做；写游记，只是因为要这么做。

这样的承诺应当清晰明了且有时间限制。要清晰是显而易见的，但应当有时间限制的原因则是因为如果不这样的话，你的思维知道总有结束的时候，就会建议你现在就中止。

这些承诺最好不要看起来太重要（这样也能从重要性中认知解离）。当生命表明坚持自己的承诺是有用时，承诺才重要。这也正是练习和建立这个行为模式的方式。

然而，你只有保持这一模式，以上所说的才会起作用。有时做起来的确很困难。这是一个自我展示的过程。如果这个模式真的很琐碎的话，为什么改变起来会这么难呢？这是因为过去通常都有一个强大的模式，让我们不要遵守承诺，或是只有在我们"必须"要这样做时才遵守，这恰好说明了我们应该练习这一模式。

从你自己还未准备好处理的事情中认知解离

你不可能马上就处理好自己所有无用的行为模式。但是一次推进事情一步，绝对不同于产生出新的僵化形式，之后又变成了新的问题。比如，假设你患有焦虑症，偶尔会用镇静剂来减轻焦虑。只要你打破逃避感受的模式，并且在使用镇静剂时对其作用有清醒的认识，那么这不大可能会对你造成什么伤害。

而危险的却是和相反的情况融合在一起（"不管服用安定是不是逃避的行为，我都不在乎，我就是要服用安定才行"），不管自己采取的行为模式是不是可行，也不论这些行为模式实际上是否有可行性。假如你做得太过火，已经很明显地看出服用安定的行为实际上就是某种更普遍的逃避模式的一部分（我们并不是说一定就是……但如果是呢），你要怎么办？像这样的融合现在肯定会造成非常痛苦的障碍。所以对还未准备好处理的事情，不管是什么，都最好是采取灵活的"等等看"的态度。

像是这一类的融合的话语，"如果我失去了妈妈，我会崩溃的！"或是"我无法面对过去被虐待的经历。没办法！"，都于事无补而且非常危险。朝着自己重视的方向前进并不是说要用自己的方式来达到目标。一次迈进一步是非常有益的，而选择价值也非常关键。"我要挑选出什么有效，什么没效"，这样的想法也不过是妄想而已。如果你现在还没有准备好进入某个领域，没有关系。只需要注意为此付出的代价和保持开放的心态以及认知解离即可。

分　享

生活中没有什么比分享更让人感觉到真实了。所谓的亲密就是和他人分享你的价值以及脆弱。如果你构建了新的模式，并且摆脱了过去的行为模式，那么将这一过程和他人分享。如果你发现了逃避的形式，自己也准备要放手，那么告诉他人你所观察到的一切，就像是向你藏身的黑洞中投去一束亮光，于是藏身在黑洞中就不再那么吸引人了，因为至少有一人已经知道了你正在进行的练习。如果你做出了新的承诺，那么也将其和他人分享，这会使承诺成真。只是不要指望别人会让这样的新情况出现，不要想着通过分享将责任推卸给他人。

保持对自己价值的警惕

建立普遍行为模式的最好方法就是对其保持警惕。下面的练习表就能派上这样的用场。你马上就可以在上面填上4个月的日期，这样你就能观察到在10个价值领域中的每一个领域里，自己所取得的广泛的行为模式的进步。

有价值的生活

在接下来的数周里，利用下面的这些图表来给自己评分，评定生活中每一个领域对自己的重要性（这些评分可能不会有非常大的改变），并且对自己在每一个价值领域的持续性给出评分。每个星期都在

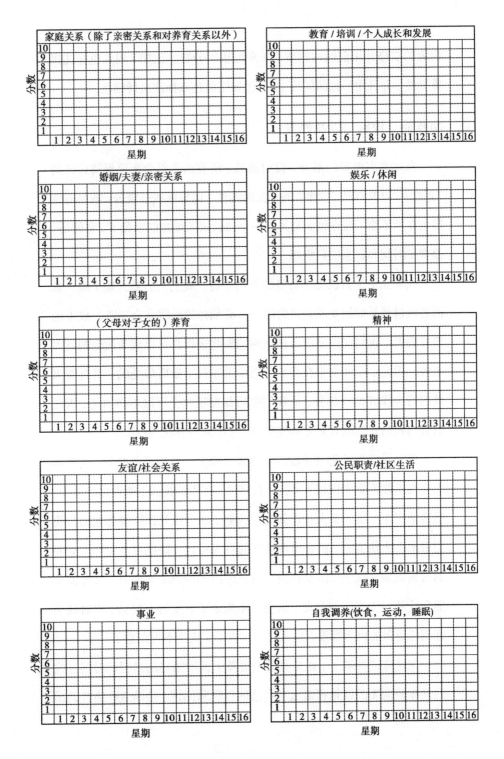

305

相应的空格处用前倾的斜线（/）来标注出分数。比如，用红色标注出重要性，并且用后倾的斜线（\），比如用黑色来标注出持续性。

负疚感，谅解，以及修复

在这本书前面的部分，我们谈到，所有的人都会想要保持自己的"理性"，以及自己"故事"的真实准确性，就算底线是痛苦，或是有局限也在所不惜。现在该面对另外一个助长痛苦增加的来源了，那就是，浪费了时间和机会的负疚感。

人类无法为自己提供自身的使用手册。我们大多数人要了解正常的心理过程是如何变成陷阱的话——必须掉进陷阱才会知道。ACT 的研究表明，我们在该书中所描述到的那些进程都可以成为改变的巨大来源。但是，那些发生在我们生命中的事件，最后却变成了具有毁灭性的行为模式的一部分，而我们事后却发现完全可以不必如此，因此只有当我们立刻面对上述的事实时，才能取得真正的进步。

想要采取新的防卫手段的动力异常强大。最极端的时候，这个动力会在不知不觉中保留下"我什么都做不了"的模式，摧毁你的进步。通常情况下，当一个人意识到为了逃避，融合或是保持概念化的自我会带来多大伤害时，就会出现这样的行为模式。婚姻可能会在不必要的时候破裂；孩子可能会在没有真正原因的情况下被驱赶；父母们可能会受到过于严厉的苛责；机会可能失去了就永远不复返；有时甚至连遗憾道歉的机会都没有：人已经过世了，或是不再在意了。

在这样的处境下，正是我们最需要上面所描述的过程的时候。这时候你最需要的就是积聚起对自己的仁慈和同情，接纳这些痛苦的感情，从自我批评的想法中进行认知解离，集中注意力在自己真正重视的事物上，你必须对自己仁慈。如果你这么做了，即便是痛苦也会变成新的、更加尊重自我、更坚持价值观的道路上的一部分。礼貌地拒绝思维的邀请，以免因为不知道主人手册里的内容而痛击自己，不过，这样的手册自己从来没得到过。你没有必要通过和新的理性化原则融合在一起来采取防御的态度，你可以做到自己眼下最好的状态，你现在已经非常了解这一点了。

通常，成长的过程不仅仅需要我们刚才描述到的自我谅解，还包括对他人的谅解。比如，假设在你人生的早期阶段，曾经遭受过某种形式的虐待，而由虐待所产生的感觉又在你的人生中变成了某种毁灭性的力量。在你学习和实践接纳，认知解离，正念，以及探寻生活中的价值等技巧的时候，你可能已经开始意识到（1）你一直在试图把自己的生活弄得一团糟，就是要让虐待你的人对你负责，并且（2）事实上你是有朝着自己重视的生活前进的技巧的，哪怕有被虐待的过去也没关系。

认识到这些是很痛苦的。看起来好像是你要"放过"这个虐待你的人，在这个人还没有承认自己做过的错事，或是感受到你所受到的伤害，或是至少承认你遭受到的痛苦之前，就让自己的生活变得更好。但从某种意义上来看，事情就是如此（比如，虐待过你的家长看见你新取得的成就，可能还会想："看吧，我并没有做错什么。"哎）。

但是，"不放过的"首先是你自己……然后你的思维才不放过虐待你的人。不放过那个人只会把你现在也拖下水。这么说并不意味着你现在要认为发生在自己身上的一切都是对的，而是说你应该继续前进，为你自己的最大利益服务。

"谅解"的词源学意义就是"不计前嫌"。谅解的确是送给你的礼物，而不是送给在你生命中造成伤害的人或事的礼物。

随着这个进程的深入，你可能会遇到相反的情况。你可能开始注意到逃避和融合使你对他人采取了破坏性的行为。你可能会刚愎自用，或是表现出缺乏正义感。你也有可能会疏远，或是无法与自己挚爱的人相处。在你的担心中，自己的孩子得不到应有的关爱。在你的沉迷中，雇主受到了欺骗。

而谅解的背面就是责任。当你发现自己行为中的破坏性模式时，承担起责任就意味着尽力去消除过去的一团乱麻，有系统地修复自己能修复的地方。如果你想跳过这一步，而只是朝着自己现在重视的方向前进，那么只是空谈而已。

究竟是谁的生活

生活很艰难，但生活也包含许多其他内容，最终你的生活就是你自己的选择。当语言机器控制了你的人生时，生活是一个样。当你的语言评价不过是输入信息的一个来源时，生活就截然不同了。选择本身也从来就不是一件容易的事，但发现自己有选择的自由又是一种全新的体验。这是你的生活，不是语言机器的生活——就算（肯定会）语言机器这么说也不必理会。

结 论

选择过有价值的生活

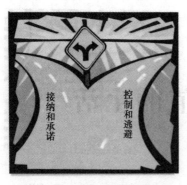

结论.图1 道路上的重要分叉口

当你面对自身的核心问题时，就像下图1所显示的那样，自身处于选择的关口上。向右的道路是过去逃避和控制的老路。这条道是公车上那些消极的乘客最希望你选择的。这是一条逻辑的、合理的、理智的、语言的道路。你的思维会喋喋不休地告诉你选择另外一条路的威胁、风险，以及弱点，还会告诉你逃避是解决问题的办法。你一直都选择了这条路，一次，一次，又一次。这不是你的错：你做的不过是任何有理智的人会做的选择。但是结果却不管用，也不能给予你任何力量。

这不是你的错，但是现在你已经知道，这是你的责任。生活能够并且会给你带来伤害。这是你无法选择的：它一定会发生。一个事故可能会给你带来身体上的痛苦；一场疾病可能会给你造成残疾；某人的死亡也许会给你带来失落感。但你还拥有回应的能力（反应能力）。

你的生命中出现的结果都来源于你所采取的行动，特别是大多数来源于我们在本书中讨论的那些行动。除了你自己之外，没有人能决定是采取接纳或是逃避的行动；融合或是认知解离的行动；活在自己的思维中，还是活在当下；是规划自己的人生，还是成为意识的延续。特别是，除了你之外，没有人能选择你的价值。

在这条道路上有着至关重要的分叉口，你必须要选择走哪条路。左边比较少人选择的道路是一条接纳的，正念的，认知解离的，以及你所真正在意的价值的道路。选择这条路容易受伤，也有风险，但值得一做。

这两条道路会将你引向截然不同的方向。这不是说一条路有问题而另一条没有，也不是说一条路会带来痛苦而另一条不会。它们都会带来问题，并且都会带来痛苦。右边道路带来的都是你熟悉的老问题；左边道路带来的是新问题，甚至更有挑战性。右边道路带来的痛苦是致命的，令人窒息的；左边道路带来的痛苦是苦乐参半的，非常人性化的。

假想自己正在俯视着这个路口。你从上面可以看出，自己面前的选择属于一个更大的选择系统。假想自己现在从问题的中心出发开始选择，到达道路的分叉口时，如果你选择了左边的道路，就进入了接纳和承诺的循环中。如果选择了右边的道路，则进入了控制和逃避的循环中。下面就是对这两个循环的阐释，见图2。

在控制和逃避的循环中，生活的一切就是思维所告诉自己的一切。你陷入了语言的猜测和评价中。你开始按照思维所说的行事，

价值
（我所选择的人生方向；我希望
自己的人生是怎样的）

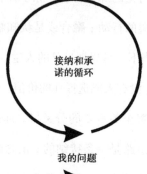

承诺和灵活性
（选择采取如下行动：坚持自己
的价值；让乘客都和我在一起；
在这么做的同时关注他们；更灵
活地思考和生活）

接纳和承诺的循环

接纳和活在当下
（在此刻此地，不带任何抗
拒地拥抱我的体验和感受）

成长和接触障碍
（当我朝着自己价值观的方向
前进时，特别是进入到某个新
的或是自己以前逃避的领域时，
我的人生就得到了成长，并且我
会经常再次遇到新的……）

正念和认知解离
（不带评价地去观察我的个体
体验；将自己的想法看成想
法，自己的感情看成感情，
将"我"从其中解放出来）

我的问题

生命限制和丧失
（我的生活缩小了；我丧
失了活力和价值，陷入了
想法中）

控制和逃避的循环

词汇、词汇、词汇
（不断地猜测，评价自己的问
题；丧失了和当下的接触，活
在自己的头脑中）

放松和挣扎
（暂时放松，产生了控制
和逃避有效的假象，但很快
就会产生"这根本不管用"
的挣扎）

纠结
（陷入自己的想法中；
在前行中迷失自己）

控制和逃避
（按照思维的建议所采取的
"解决办法"，通常是控制
或逃避自己痛苦的想法，情
感和感觉；和自己的乘客做
交易）

结论.图2　接纳循环和逃避循环

即便之前这样做过而且发现没用也执迷不悟。你"生命的公车"已
经移交给自己的心理乘客，他们径直将车开向控制和逃避。可能
在一段时间里感觉甚至还不错，至少是可以预见的，于是你放松了
下来。

　　你之前走过这条路，至少你现在还活得好好的。但是，迟早你会
回到自己的出发地，而且你现在已经虚弱至极，生活变得更狭小了，
更多的时间又流逝了，而看起来好像你的生活还没有开始。你要面

312

对的不仅仅是需要处理的问题，而且还都是同样相似的、令人窒息的问题。

这样的循环还要持续多久？想想你一直以来为之挣扎的问题，是从什么时候开始的？如果在接下来的5年里情形和过去的5年没有什么变化该怎么办？接下来的10年呢？

在接纳和承诺的循环里，结果就不一样了。你注意到了思维的絮叨，但你并不会陷入其中。你发现，自己作为有意识的司机，和自己车上的乘客是不同的，你的车子有空间可以装下他们。你接纳他们，并不和他们融为一体。你将自己的视线放回到路上，关注自己真正重视的东西。你朝这个方向开去。结果就是，生命慢慢地成长起来，变得更有活力、更灵活。

然而，正如你所知道的一样，你很有可能再次遇到问题。通常情况下，不会是同样的老问题，会有些微妙的不同。这些问题是新的，甚至是更有挑战性的问题。比如，在你朝着亲密关系的方向前进时，你现在面对的问题就是容易受到伤害，而之前的问题可能是疏离。如果你朝着有所贡献的方向前进，那么现在面临的问题就是能力不足的担心，而之前面对的问题则是没有归属感或是无所作为。有时，这些新问题会比老问题看起来还要让人害怕，特别是当你感到它很新或是更强烈的话，你的思维通常会害怕得尖叫起来，说你犯了严重的错误，这样你又只好退却了。

回到这里，回到道路的分叉口，重复整个选择的过程。

如果你坚持选择左边的道路，生活并不会变得更轻松，只会变得更有活力，会取得进步。就像图3所展示的那样。只要让生活的

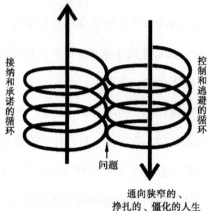

通向有活力的、
建立在价值基础上的和
更灵活的生活

接纳和承诺的循环

控制和逃避的循环

问题

通向狭窄的、
挣扎的、僵化的人生

结论.图3　生命中活力和僵化的螺旋

公车继续在接纳和承诺的循环中前进，你就会朝着新的方向迈进。图2中看起来像圆圈的东西，实际上是一个螺旋。你仍然会有问题，甚至是大问题。这些问题会有规律地出现，但进步也在持续。你现在过的是更有活力、建立在价值基础上的和更灵活的生活。如果选择了另外一条道，你也是在螺旋中，但这个螺旋很有可能把你带向更狭窄、更挣扎、更僵化的生活。

　　留意存在的问题，甚至其出现的频率和强度，在你进入接纳和承诺的循环后，其程度是一样呢，还是变得更强烈？在左边的螺旋中，你走出自己的思维，投入生活以后，有什么不同？你在受伤的同时也在生活。在右边的螺旋中，你陷入了人类备受折磨的精神战中。

　　你常常会选择右边的道路，难道你还没受够吗？到现在，其结果已经完全可以预测了。正是因为其可预测性，所以显得这样的选择非常"安全"，但是其致命的特质并未消失。接纳和承诺给我们提供了一条不知道尽头的道路。其新鲜性使其更令人害怕，但也使其更具活力。为了阐明这一点，我们用下面的引用来加以说明：

> 在做出承诺之前，总是会有踌躇犹豫，会有退缩，总是毫无效率。考虑到之前的所有行为，正是因为忽略掉了一个基本真理，才使得无数的点子和数不清的计划遭到了扼杀：一个人明确投入的时刻才正是上天要其前进的方向。发生的各类事情才使得另外的不可能出现的事情出现。一系列事件的发生都来源于决定，来源于某人对不可预见的事件，会面，以及各种物质条件所采取的个人喜好的方式，这人是绝对想不到会出现什么发展态势的。不管你能做到什么，或是梦想自己能做什么，现在就开始做吧！勇气本身就是天赋，力量和魔力（Murray，部分引自Johann Wolfgang von Goethe，1951）。

人生就是选择。在这里的选择不是要不要拥有痛苦，而是要不要拥有有价值的、有意义的人生。

你已经受够了。跳出头脑，融入生活吧。

（我们支持你）。

附　录

ACT 所蕴含的价值和信息

ACT来源于行为疗法，是临床心理实证的一个分支。正因为如此，ACT的推广者们坚持（1）对专门技巧的科学评估，并且（2）充分发展基本的原则和理论，以指导这些技巧的发展，并解释其成功的原因。虽然这是一本面向大众的读物，但我们仍然希望通过这个简短的附录，展示出ACT的推广者们是如何坚守承诺，并且引导读者和专业人士来获取有用信息的。

理论和基本原则

在书中好几处，我们都提到，ACT是建立在一种全面基础研究项目之上的，该项目研究人类语言和认知过程的本质，项目名称为关系框架理论（RFT；Hayes，Barnes-Holmes & Roche，2001）。我们已经尽所能让该理论的部分内容清楚易懂。该理论极富技术性和专业性，在一本面向普通读者的书里，解释会很难。关于RFT的研究已有上百篇论文，研究涉及的方法和概念通常复杂而不可思议。此外，因为这项工作也属于行为分析的一部分，其自然主义性质的和情景式哲学基础对普通读者来说也很陌生。

涉及这一问题时，我们在本书中都会尽量用相对通俗的语言来描述这些研究成果，这和阐明这一知识所用到的语言截然不同。比如，我们经常会说"思维"或是"心理进程"，而不是说"主观的，可适用的，来源于相关回应的全部存储信息"，这是因为使用技术层面上准确的自然主义术语毫无意义，而且也会使得本书最终变得无法阅读。在科学语境下，我们会用不同的方式来表述，但因为我们相信"有意义的才是有用的"，我们使用的这些词汇更有可能带来转变，就算从创造和保持ACT的科学传统上来看，这些词汇不是特别正确的术语也没有关系。

每个句子，我们都有可能用更技术化的叙述，或者至少我们相信，如果科学界的同行希望的话，我们已经准备好将其翻译出来。许多出版社也愿意做这样的工作（例如，参看 Hayes，Barnes-Holmes & Roche，2001）。我们研究方法的缺陷（不排除某些行为科学的同行会感觉到震惊）在于，该书有的地方似乎读起来会感觉到基础科学理论不强，或是建立在对语言和认知如何运作的基本常识之上。我们相信，那些爱好科学并愿意对这一领域进行研究的人会发现，事实并非如此。关于RTF的研究成果可以从RTF的网站上获得。

以 RFT 为基础，并以 ACT 作为根据的这项临床理论（精神病理学和改变过程的理论）是有科学基础的。ACT 的研究者们已经广泛研究了逃避感受和认知融合所带来的影响。而该理论的另一方面（对不同自我意识的发展；和当下、价值，以及心理灵活性接触的重要性；正念；等等）也引起了研究者的关注。到目前为止，所收集到的数据都支持该理论，调查分析（即分析由该理论过程产生的 ACT 的临床结论是否是成功的关键）也支持该理论。这项研究还处在初始阶段，因此我们在得出肯定的结论之前还需要数据支撑，但从其明朗的轮廓中，现在已经可以很清楚地看到这项关于人类问题的分析有其科学支撑。相关的研究成果可以参看 ACT 的网站。

结　果

即便和真实的积极临床结果没有联系，也没有关系。ACT 类的书籍（Hayes，Strosahl & Wilson，1999）才出现不久，关于 ACT 的研究结果就已经不计其数了。不久前才写出的关于 ACT 的研究结果的评论现在就已经完全过时了（Hayes，Masuda et al.，2004）。

临床研究的科学家们从多个方面对 ACT 这类技巧的影响进行了研究，但是一些最重要的研究是随机控制试验进程和随机控制时间序列分析的。现在，对这类 ACT 的完全研究已达到二十几项，大多数都已出版。

到目前为止，所有的研究都支持 ACT 的积极影响，并且在我们所意识到的所有案例中，所有用于关注改变进程的研究也在某些方面支持了以 ACT 为基础的理论。其中还有少数理论对 ACT 和其他发展得较完善的、受实证支持的方法进行了对比。

在目前发表的几乎所有的对比研究中，ACT 和现行的其他有效方法一样管用，甚至更胜一筹。目前可以在如下领域发现可控制的支持结果：焦虑，压力，强迫症和谱系障碍强迫症，抑郁，吸烟，滥用药物，耻辱和偏见，慢性疼痛，学习新进程的积极心态，学习新进程的能力，应对精神疾病，糖尿病治疗，应对癌症，应对癫痫症，以及职业倦怠。如果你希望了解更多的最新进展，可以访问ACT网站。

这些数据本身如此丰富，这也是本书涉猎丰富的原因之一。如果以ACT为基础的理论是正确的话，那么我们所致力的进程就是可以得到推广的，因为这些进程都是以主要的语言进程为基础的。本书做出的实证判断所针对的并不是某种特定的症状。我们感觉这应该和普通大众有关，而不仅仅和某个特定的问题有关。

关于本书

对一位致力于实证评估的科学家来说，证明在治疗关系之外这些材料也很有用，是非常重要的，因此，总的来说，我们清楚，像这一类的书可能会非常有用。该书中的几个具体元素已经得到了验证，和你与这些材料接触的方式非常接近。比如，有几项研究几乎是逐词评价了来自ACT材料（和你读到的材料非常接近）的几篇短文的影响力，这些材料被记录在磁带上，或是由研究助理大声地读出来，或是直接交给参试者阅读。

比较典型的是，这些研究都专注于参试者对各类痛苦的忍耐能力，比如由煤气引发的类似于恐慌的症状、严寒、酷热或是电击等。还有少数研究是观察由困难，或是干扰性的认知，或是和临床相关的焦虑而引发的痛苦。还有一些是研究病人的，另一些则是研究普通人群的。

到目前为止已经审视过的具体ACT元素包括：认知解离，接纳，正念和价值。技巧包括：练习，比喻，基本原理，以及本书中谈到的一些内容（比如，词汇重复，用身体表达，水流上的落叶，流沙的隐喻，中国指套的隐喻，等等）。因此，可以说至少在治疗关系外的某个时候，我们所读到的内容都会对我们有所帮助，只要其展现出的形式与我们接触过的形式接近即可实现。

像这一类的研究案例可以参看如下内容：Eifert & Heffner，2003；Gutierrez et al.，2004；Hayes，Strosahl & Wilson 1999；Levitt et al.，2004；Marcs & Woods，即将出版；Masuda et al.，2004；Takahashi et al.，2002，参看 ACT 网站上的目录查看更多案例。部分得以确证并不意味着该书就完全能以这样的形式得以证实，唯一能确证的就是去审视该书以其具体的形式所产生的影响。这样的分析还处在进行阶段，但即便如此，也不可能证实运用该书去处理每一个具体问题都有效。因此，正如我们在引言部分指出的那样，读者应当自己审视自己的体验，看看这本书对他们是不是真的有用。

行为治疗

我们知道，有一些阅读本书的读者希望寻求 ACT 临床医师的帮助，这也的确是本书的目的，希望该书既可以作为独立的阅读文本，也可以成为专业心理干预的一部分。虽然至少有几千名临床医师接受过一些 ACT 的训练，但全面的 ACT 治疗并不存在，并且由于担心出现治疗的僵化和集中化，ACT 界已经决定不再认证 ACT 的临床医师。在 ACT 的网站上可以找到一小部分做志愿者的临床医师的名字，但如果都不管用的话，我们建议你试试下面的办法。

在美国，可以从行为认知疗法的网站上找到一系列行为治疗师和认知行为治疗师的名字。在网络上搜索也能找到。在全球大部分国家里，类似的协会都会包括这样的名单。这些都是以经验来行事的治疗师，如果你信任的话，是非常好的，正如我们所做的工作一样，人们接受的治疗应该以实证为基础。

因为 ACT 在这个团体里越来越为人们所熟知，普通大众也希望能对其有所了解。在你的当地找一位治疗师或是（也许还更好）找一位和当地大学有联系的治疗师，打电话给这位治疗师，咨询谁是当地经验丰富可以胜任 ACT 的医师，或是咨询其他关于"第三次浪潮"的行为或认知行为干预的相关信息；如果有能胜任的人，那么最好就是找到该人；如果没有这样的人，至少你可以和科学人士交谈，得到一些关于如何利用当地医疗资源来应对自己问题的明智建议。

行为训练

我们也意识到，某些专业人士会通过这本书接触到 ACT，并且会使用这些方法进行训练。有一定的证据已经表明，ACT 的训练在临床医师的实践中普遍有效（Strosahl et al., 1998），因此完全不是出于私利，我们才推荐这本书。主要的行为治疗协会如行为和认知疗法协会，以及一些独立的工作室，都在有规律地使用 ACT 的训练。ACT 和 RFT 学界承诺保持该理论和方法的开放性发展，并且我们承诺以关注他人利益为行事准则。

在 ACT 的网站上，除了不断增加的培训资源外，培训师的名单也在不断增加，可以对你或是你的机构有所帮助。在 ACT 和 RFT 上都可以找到为行为健康专业人士准备的邮寄目录表，网站上就有链接。

ACT和RFT是不断成长和发展的行为分析方法，但对胆小人士不适用。不管是在智力上还是在个体感受上，ACT 都是充满挑战性的。如果你没有行为科学的背景知识，会感到尤其有挑战性，这是因为它不仅会超出你的预想，而且还因为其中的理论和方法需要你花时间去掌握。但如果你是希望学习的专业人士，就会发现自己打开了一扇门，走进了一个可靠的、平等的、以价值为基础，并且专注于科学的团体，该团体致力于通过发展更充分的科学心理学，来减轻人类的痛苦。

将该书作为专业心理干预的辅助手段

该书的章节安排符合 ACT 的普通训练阶段。虽然本书章节安排有序，但 ACT 可以按照不同的顺序来实践，我们在写作的过程中尽量使你可以按照不同的顺序来安排这些章节，不必担心你的病人会跟不上。比如，你要先从价值的部分入手，那么你就可以立刻阅读关于价值的三章内容，不会有太多困惑。告诉你的当事人，遇到不明白的地方跳过即可。

图书在版编目（CIP）数据

跳出头脑，融入生活：心理健康新概念ACT/（美）
史蒂文·C.海斯（Steven C.Hayes），（美）斯宾斯·史
密斯（Spencer Smith）著；曾早垒译. ––重庆：重庆大学
出版社，2019.4
（心理自助系列）
书名原文：Get Out of Your Mind and Into Your Life: The
New Acceptance and Commitment Therapy
ISBN 978–7–5689–1531–1

Ⅰ.①跳… Ⅱ.①史… ②斯… ③曾… Ⅲ.①精神
疗法 Ⅳ.①R749.055

中国版本图书馆CIP数据核字（2019）第047824号

跳出头脑，融入生活——心理健康新概念ACT
TIAOCHU TOUNAO, RONGRU SHENGHUO——XINLI JIANKANG XINGAINIAN ACT

[美] 史蒂文·C.海斯（Steven C.Hayes）
斯宾斯·史密斯（Spencer Smith） 著
曾早垒 译

鹿鸣心理策划人：王　斌
责任编辑：敬　京
责任校对：刘志刚

重庆大学出版社出版发行
出版人：易树平
社址：（401331）重庆市沙坪坝区大学城西路21号
网址：http://www.cqup.com.cn
重庆市国丰印务有限责任公司印刷

开本：787mm×1092mm　1/16　印张：22.5　字数：250千
2019年4月第1版　　2019年4月第1次印刷
ISBN 978–7–5689–1531–1　定价：59.00 元

版贸核渝字（2018）第291号